# 脳と生きる

## 不合理な〈私〉とゆたかな未来のための思考法

藤井直敬　太田良けいこ
Fujii Naotaka　Otara Keiko



河出新書
049

## 目次

## II　不合理な脳の特性　51

# ブレインくん劇場

ブレインくんとは

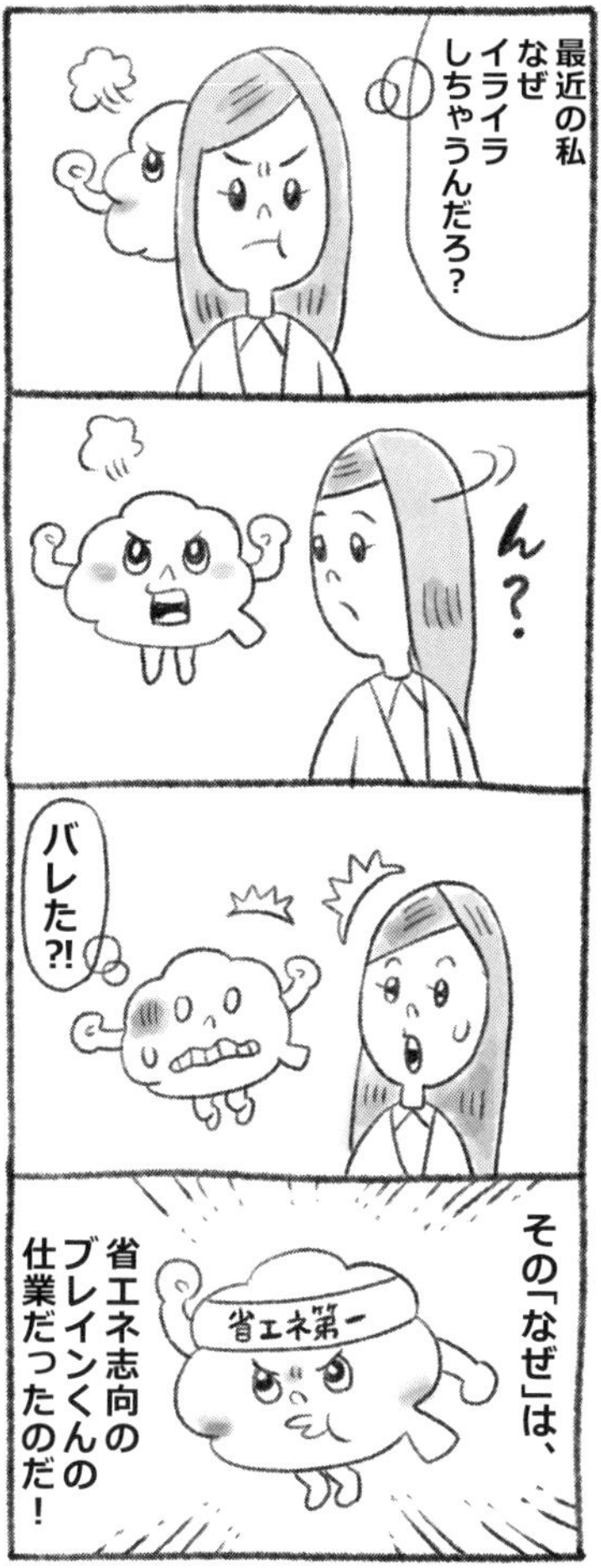
最近の私なぜイライラしちゃうんだろ?
ん?・
バレた?!
その「なぜ」は、
省エネ志向のブレインくんの仕業だったのだ!
省エネ第一

イラスト　畠山芳春
図版作成　小野寺美恵

# はじめに

現実とはなにか。

56歳になった僕の今一番の関心は、この「現実とは？」という問いへの解を探すことである。

しばらく一人で考えていたが、自分では到底答えが出せそうにないので、2020年の夏から毎月、大学教授や研究者、アーティスト、作家、起業家など各界の識者を講師に迎え、この問いへの解を語ってもらうレクチャーシリーズを続けている。彼らの語ってくれた答えのどれもが感興をそそるものであり、実に多様かつ自由でオープンエンドな対話が行われてきた。たとえば、作家で建築家の坂口恭平さんは、「現実なんてものはない」と言い切るし、AR三兄弟の長男・川田十夢さんは「現実は実装可能なキャンバスの1つ」だと言う。養老孟司先生は「現実とは、あなたを動かすもの」、森達也さんは「自分の見たい、聞きたい、思いたい、願望に即した形で現実を加工しながら、脳に再現された世界」と言う。安田登さんにとっては「自分の意識のあるなしで関わっている状態」であり「普段の自己のルーチンからずれた時に押し寄せてくるすごい力」だと再定義してくれた。

それぞれはまるで底なしの海溝のように相互に深く断絶しているにもかかわらず、どこかですべてが深いところ、それはおそらく現実の本質という一点でつながり、しかもそれは時間が経つことでダイナミックに変化し、それゆえ断絶の境界面が常に揺らいでいる。ゲストスピーカーのみなさんの中でも、議論の際に彼ら彼女らの心の中に僕が埋め込んだ「現実とはなにか」という問いが持続的に発酵し、熟成しているという話を聞くことが多い。つまり、この問いへの回答は各自で再定義が可能で、常には定まらないということになる。

そして、この一連の活動を通じて、僕はもはやこれは1つの新しい科学領域を作ってもいいんじゃないかと思うようになった。そう、「現実科学」という名の科学を。一般に自然科学は社会科学や人文科学と区別されるが、僕は怒られると思うけれど、社会科学や人文科学は自然の一部である脳の活動の産物であるので、自然科学の一部と考えてよいのではないかと思っている。一方、こちらもすごく怒られそうだけど、数学を含む情報科学は自然がどうなろうと存在しうるので自然科学と区別してもよいかなと思っている。僕の中では科学は自然科学と情報科学の2つに大雑把に勝手に分類されているのだけど、本書の後半で議論する通り、情報科学が環境の一部として人の認知にぐいぐいと知らないうちに侵入してきている現在、脳が作る現実を起点にした両者を包括する現実科学という考え方が必要なのではないかと思うようになったのだ。

現時点で、僕は現実科学をこんなふうに定義したい。「現実世界は、無意識的・意識的世界からなる脳内現実と、自然現実と人工現実の世界からなる環境現実によって構成される。それらの境界は時間や経験、文化など、個々人の環境文脈によって揺らぎ、暖流と寒流のぶつかる潮目のように、ダイナミックかつ多様である。現実科学はその境界を定義し、それによって脳の生み出す創造性を自在に発揮させることで、社会にゆたかさを生み出すための科学である」と。

おそらく、この世界の複雑性は、脳内現実の世界とそれを取り巻く環境現実というまったく異なる要素で構成されている2つの世界が絡み合い、さらに個々人の環世界が集合体としてまるで生き物のように形を変えながら、モザイクのようにつながりながら存在しているせいではないかと考える。

この絡み合った境界を解きほぐすことはなかなか大変で、普通に生活していると脳の内と外にあるいろいろな境界部分で引き起こされるおかしな理屈や関係性に絡め取られて、合理的な判断や行動が難しくなる。本書の前半では、この絡み合った境界を一旦整理して世界を俯瞰し合理性を取り戻す方法について解説する。これによって、各自が自分自身の現実を定義することができるようになる。それが現実科学の出発点だ。後半では、現実を科学するための様々な方法や課題について議論する。

現実を科学すると言われても、ピンとこない方も多いだろう。むしろピンとくる方のほうが少ないだろう。僕自身も、現実科学という言葉がしっくりくるようになるまでに数年かかった。

僕は自分のキャリアを眼科医として始めた。眼科医として仕事をしていると、周りの眼科医は眼のことしか興味がないことに驚いた。眼科医は眼の病気を治すことが仕事なのだからそんなことは当たり前だと思われるかもしれないが、モノが見えるのは、眼だけではなく、脳も大事なのだということが前提条件として共有されていないのではないかと思った。車で言うなら、エンジンや駆動系、制御系のことはまったく気にせずにタイヤのことだけを気にするようなものだ。周りには眼のことだけに興味がある眼医者ばかりで、眼の後ろに控えている脳のことを気にする人はあまりいなかった。

なるほど、そんなに脳が気になるなら脳の研究をすればいいじゃないかと思い、大学院に入って神経科学の研究を始めた。気がつけば大学院、ポスドク、研究員、ラボのリーダーとして25年近くを脳の研究に使ってきたけど、眼と脳の関係のように、なにかを研究対象とすると、常にその前提条件として存在する上位的外側が存在するというジレンマに悩まされてきた。

これは、クローズドエンドな考え方ができない、常に外側の前提条件を疑う、メタな視点に目が向いてしまうという僕の科学者としての致命的な性質によるものらしい。

たとえば、脳の一部領域の機能研究をしていると脳のほかの部分や全体が気になるし、個人の脳単体での仕組みを理解しようとしていると、その外側の他者の存在が気になるし、さらには脳だけではなくて目に見えない環境文脈というものがあって、私たちの脳に強い影響を与えていることが気になってくる。そういう意味で、研究対象を脳単体から社会に拡張する必要性が生まれ、研究対象を取り巻くメタな層が地層のように多層化、複雑化し、議論が収束せず発散してしまうのだ。しかし、いくら複雑だと言っても、その起点には脳がある。つまり脳の内側からものを見る世界に自分自身を置いているという点では一貫していることにしばらくしてから気がついた。

一方で、動物の社会的脳機能解明のための研究を人へ拡張しようとして、ＳＲ(Substitutional

Reality）という技術を開発した。1000人を超すSRの体験者、特に投資家たちから「これは会社を立ち上げ、事業化すべきだ」と背中を押され、理化学研究所からスピンアウトする形で、株式会社ハコスコというバーチャルリアリティ（VR）の会社を起業。そこには、研究者の僕がまったく知らない世界が広がっていた。

僕は2005年に書いた『予想脳：Predicting Brains』（岩波科学ライブラリー）という本の中で、社会の中で見られる人の不合理な振る舞いは、脳の省エネ志向によるものなんじゃないかという仮説を提唱した。『予想脳』を書いた当時は、僕はただの科学者だった。世間のことはなにも知らないし、周りからは先生、先生と呼ばれそれが当たり前だと思って生きていた。そんな僕がそれから10年後、2014年の起業を通じて、当時の仮説検証を自分自身で行うことになったのである。

会社では、お客さんや株主、社員や提携先にと、頭を下げる機会も得て、本当にいろいろ学ばせてもらった。資金調達や営業にカスタマーサポート、クライアントに呼び出されて謝らされたりすることも経験した。黎明期のVR業界やブレインテック業界で最初の業界団体を立ち上げて、ボランティアを募っていっしょに事業を運営したりもした。2021年には熱海の山奥でカフェを作って、地元の人がふらっと立ち寄れる場を提供してみた。

大学院の教授になって、学生の指導なんかもした。

会社を始めて気がついたのは、なにより面白いのは現実世界における多様な人の振る舞いだったということだ。どうして人はこんなおかしなことをしているのだろうか。合理性のない商習慣に過剰な要求をする顧客、お祭り感を演出するためだけのマーケティング、情熱への共感と称した資本提携、あらゆることが感情に動かされ、それは実験室で見慣れたケージの中で右往左往するラットのように日々延々と、無駄にあくせくと動いている。

社会性と脳、現実科学というサイエンスを研究する僕にとって、関係者の方には失礼で語弊があるかもしれないが、起業後の僕の活動のすべては社会実験であり、観察の対象であった。それらの実験を通して、僕が思ったことは、とてもシンプルだ。

## 人々は脳に振り回されている

脳の特性によってなされたその行為には、悪意も恨みもないはずなのに、人はすぐに怒ったり、悲しんだり、傷つけ合ったりする。経営者や管理職、新卒や学生、人々は他人の脳に悩まされ、自分の脳にも悩まされている。そしてすべては脳の特性によることに気づいていない。私たちの悩みのすべては脳に起因している。

そんな脳に振り回されている人類は、進んだ科学技術のおかげで一瞬の判断ミスで滅亡することも十分にありえる世界を作った。原発や核ミサイルの制御を乗っ取られれば世界を巻き込む大きな被害が出るのは昔から懸念されているし、今後広まる自動運転車も悪意のある誰かにセンサーや制御系を操作されたりすれば同様のことが起きるだろう。そのような外的な要因による機械の意図的誤作動でなくても、フェイクニュース1つで社会が揺らぎ、人が死んだり国情が不安定になることも頻繁に起きている。しかもそれは誰がなんのために行っている操作・介入なのか見えないことがほとんどだ。しかし、それらに人が反応する仕組みは共通だ。本書ではそれについて脅威と報酬に対する脳の反応という視点で迫ってみる。

私たちはそんないつなにが起きるかわからない不安定で綱渡りな世界に生きている。最初は人々の行動にびっくりしたけれど、びっくりする僕をよそ目に、本人たちはそれが当然のことのように振る舞っている。そんな人の振る舞いを見ていると段々と面白くなってきた。その面白さは、神経科学者として脳の内側から社会を見ていたのと似ている。異なっているのは、脳の内側ではなく脳の外側から社会と人を見ているという違いだけだ。

研究者から起業家となった僕が、人々の脳を外側から見ることができるようになったり、曲がりなりにも経営者として振る舞えるようになったことには、本書の共著者であり妻である太田良さんの存在が欠かせない。僕は起業時、会社経営のなんたるかもまったく知らないまま、手当たり次第に、ままごとのように会社を立ち上げ、満足していた。そこに事業立ち上げのエキスパートの彼女がやってきて「これはまずい」と仕切り直しに手を貸してくれ、気づいたらそれまでのキャリアを停めて、僕の経営者としての日々を支えてきてくれた。僕は彼女の仕事ぶりについて、いっしょに働き始めるまでほとんど知らなかったのだが、7年間共に会社を経営してみて、彼女は僕とまったく違う思考の持ち主で、僕ができないこと、苦手なことを軽々とこなしてしまう人だということを知った。特に交渉ごとやディール、人材の獲得においては、魔法使いみたいに必要なものを仕留めていた。

彼女がちょっと人とは違っていたのは、「この人の脅威と報酬はきっとこれだから、その脅威を取り除きながらこれを報酬として与えてあげればうまくいく」というように他人の脳の特性を基準に物事を理解していることだった。そうやって、あっという間に人をモチベートしたり、揉《も》め事《ごと》を解決したり、ディールを成立させていた。そういう姿はまるで魔女のようで、仕事をいっしょにしている人のなかには訳がわからず怖がる人もいた。そんな彼女のやり方を見ていると、もしかしたら僕が脳の内側から見ていることを、彼女は外側から見ているのではないかと考えるようになった。

起業後数年して、現実科学という研究テーマに取り組み始めると、僕は自分の視点と太田良さんの視点に、なにか次元の異なるような差を意識し始めた。そこから脳の内と外という着想を得て、僕はようやく現実というものに対してきちんと向き合う準備ができた実感を持つに至った。

本書では、現実とはなにかという自分自身の現実を定義した後に、他者の振る舞いを見る。そうすると自分と違うロジックで人々が動いていることが理解できる。つまりそれは、自分の現実を起点として、他者の脳を外から見ることであり、それができるようになると、自分の振る舞いも他者の振る舞いと比較することで客観化することができるようになる。それが脳を内からと外からとで見るということだ。この僕が感じた現実を科学する面白さを、本書の前半と後半の2段階を経てみなさんに伝えられるとよいと思う。

本書を書く作業を通じて、僕は脳の内側と外側から脳を見る視点と、内と外を隔てる境界線を手に入れた。現実科学の中心には常に自分の脳がある。現実科学の詳細は第5章で触れるが、さらに、VRのような技術を使うと、現実空間にも人工的な外側つまり人工現実を作ることができるようになってきた。しかも、その人工現実は現実とほぼ区別がつかないところまできている。私たちが生きている現実の外側には、気がつかないうちに虚実の境界が不明瞭な人工の世界がみっしりと貼り付いている。しかし、その人工現実を作っているのは脳であるし、現実と人工現実を混在させて1つの現実として認知しているのも脳なのである。その循環構造を考えると段々現実がなにかがわからなくなってくるが、脳の内側から始めた研究が、気がつけば人工現実の技術を使うことで脳の外側にクラインの壺のようにつながることになった。

当初は人を脳の仕組みを通じて理解したいという素朴な気持ちで始めた研究が、脳だけの理解では収まらないことに気がついた。むしろ、社会よりも数段メタな上位概念である現実という環境を含めて脳を理解するということが必須であり、さらに言うなら現実というものを理解することにすべての疑問や課題が収束してきた。現実とはなにかという問いは、人とはなにかという問いを含み、そこからすべての問いの起点になりうることに気がついたのだった。

まるで「男はつらいよ」の寅さんのように、放浪し、発散し続けてきた僕の神経科学・認知科学に対する疑問の旅は、「現実とは？」というこれ以上抽象化しようのない、最上位の主題によって思考や情報を包括的に理解・整理し、さらに現状の社会課題を解決する概念や技術として社会へ還元するということで、ようやく目的地が定まったのである。そう、目指す終着駅は「現実とはなにか」の理解であり、現実をゆたかにするための技術の開発と実装である。

現実科学はよりゆたかな未来を作るための、普遍的で根本的な科学であり哲学である。現実を科学することとは、これまでの自然科学のようにメタな概念の存在に悩まされることがない。現実というものは個人の主観の集合体であるがゆえに、それ自体の絶対的な定義ができない。そして「現実」という対象物が、もっとも上位階層の抽象的概念の1つであるがゆえに、その上の概念に干渉されることがない。まず各自の現実を定義し、その集合体としての現実を問うところから始めてみよう。定義は常に変化してもいい。そして、それはこれからの現実を生きるすべての人にとって必要な素養となるだろう。

興味に任せて眼科医から神経科学者、起業家からカフェオーナーまで、ただふらふらと放浪していたと思っていた僕が、気がつけば現実科学という揺るぎない巨大な岩盤の上にしっかりとしたレールを敷き始めている。僕が本書で敷いたレールは誰もが辿ることができる。ぜひ一度本書を通じて自分の現実を定義し、そこからみなさん自身のゆたかな未来を作る作業を始めてほしい。**それが現実を科学しゆたかにするということだから。**

この本で伝えたいことは、次の通りだ。

**① 脳は省エネ志向である**
**② 脳の不合理な振る舞いは、脳の省エネ志向によるものが多い**
**③ 脳を別人格として切り離すことで、不合理な振る舞いも理解しやすくなる**
**④ 現実は意識的・無意識的な脳内現実と、人工的・自然的環境の環境現実の組み合わせで作られている**
**⑤ それらの境界はとても曖昧で、主観的で、多様であり、ダイナミックに変化する**
**⑥ 脳と向き合い、現実を定義することで、ゆたかな世界が作れる**

本書の前半では脳内現実の世界を眺めることから出発し、後半では近年のテクノロジーの発展により議論できるようになってきた人工現実を含む環境と脳の関わり、相互の関係に焦点をあて、今時点での、私たちを取り巻く世界の見取り図を作ろうと思う。

第1章では、『予想脳』の発展として、省エネ志向の脳の仕組みについておさらいする。

脳には脅威と報酬という動物が生存していく上で重要なマーカーが備わっており、その情報を参照して社会で生きていくための維持機能が備わっている。脳にはその脅威と報酬につながる行動におけるモードがあり、それによって不合理な特性が引き起こされていることを理解する。

第2章では、脳の不合理な特性について、マイナスな面として思い当たる、「なぜ人は○○○するのか？」「なぜ人は○○○できないのか？」というよくある疑問について、SCARF理論に基づいて脅威の種類を分類して、よくある日常シーンを想起し課題と解決方法を探ってみたい。

第3章では、その脳の不合理な特性と脅威に起因する日常生活の問題と改善方法をエピソード形式で解説する。

第4章では報酬を議論の対象とする。ポジティブなインパクトを持つ報酬は人によって表現形式が異なるが、その傾向を5つのモチベーションタイプとしてグルーピングし、それらのタイプごとにエピソードを交えて解説する。

第5章では、オンライン・オフラインコミュニケーションの違いと、自在に動く多様な視点から垣間見えるコミュニケーションの新しい可能性を考察してみたい。

第6章では、これからの社会を、現実科学という新しいアプローチでどのように変革していくのかについて議論する。

# I

# 脳の仕組みを知る

最初に断っておくが、この本は脳科学を解説するたぐいの本ではない。目次を見るとビジネス書のようにも見えるがそうでもない。自分自身と向き合うという点では哲学にも見えるがそうでもない。しかし、日々の暮らしの役に立つという意味では、大人から子どもまでを対象として万人向けに書いてある。自分や他者の脳の特性を知ることは、望ましいゆたかな生き方を目指す上ですべての人に大事なことだからだ。

本書を読み進めるのに、脳に関する事前知識は不要だ。脳機能の詳細や脳機能を向上させるための話について本書ではカバーしない。本書の目的は、自分自身の脳と向き合うことで、自分を知り、他者を知り、社会を知り、ゆたかに暮らすための知恵を身につけてもらうことだ。そのために本書を通じて覚えてほしいことは、**脳はエネルギー効率が悪く、ゆえに「省エネ志向」で「なまけもの」であること、そのために私たちの暮らしは、脳の特性による不合理な振る舞いに溢れている**、ということである。本書では、この脳の省エネ志向による不合理な特性を、自身と切り離した「ブレインくん」という別人格と見立て、客観的に観察し向き合うことで、私たちはよりゆたかに生きていけるのではないか、という仮説をみなさんと共に検証してみたいのである。

## 1　脳の持つ省エネの工夫

誰もが1つ持っている脳の消費エネルギーは全身の消費エネルギーの2割程度。電力消費に換算したら電球1個分程度のエネルギーを平均して使っていると言われている。体重比で2%の重さの脳が、20%のエネルギーを使っている。そういう意味で、脳は相当燃費の悪い臓器だと言える。しかし、人の脳と同じレベルの計算を行うスーパーコンピュータが膨大な電力を消費することを考えると、情報処理装置としては極めてエネルギー効率の高いシステムだと言える。

そんな脳は、血流によって栄養されており、認知コストの高い処理を行う時には血流を増やしてエネルギーを確保する。しかし血流は必要に応じて無尽蔵に増やせるわけではない。一方で人の行動を見ると、文化を問わず認知コストの高い作業を避けようとすることから、脳自体がそれを避けようとしているのではないかと考えられる。そもそも、脳自体のエネルギー供給が十分であるなら、認知コストが多少高まっても問題はないはずだ。しかし実際の人はそうではない。

脳の視点で見るなら認知コストを上げないこと、認知に関わる脳内コスト＝認知コストを低く抑えることが重要で、そのために省エネにつながる様々な工夫を行う強い力があるのではないかと考えた。その仕組みをこれから探ってみよう。

## 2　科学は脳をどのように扱ってきたのか

これまでの脳科学研究は、視覚や聴覚などの一次的な感覚処理の働きから高次認知機能までの階層的な情報処理の仕組み、そして情動や心の状態がどのように生じてそれが心身にどのような影響を与えるかなど、個別の情報処理機能の解明を様々に進めてきた。

脳科学は、人と比べて遥かにシンプルな神経機構しか持たない線虫のような生き物から人に至るまで、進化的に異なる生き物を研究対象としてきた。なぜなら、それらの多様な生物も神経細胞レベルでは神経伝達物質や細胞内メカニズムなどに共通した仕組みを持っているからだ。

そのため、たとえば認知症の人に痴呆症状として現れる疾患も、同じような症状を示すマウスを人工的に作り出し、その症状発生の仕組みを知ることで、治療法を明らかにできると考えられている。

こうした研究成果は、精神疾患の予防や治療だけでなく、脳の仕組みを参考にしたＡＩ技術開発や組織マネジメントのメソッド開発にも利用されている。近年では「ニューロ・リーダーシップ」という組織マネジメントの概念も普及しつつあり、脳の特性を活かした人間関係のマネジメントや能力の開発手法も語られ、人格と切り離して、自分や他者の脳とどう向き合い、うまく付き合っていくかが重要だと言われている。

人の言動には、刺激に応じた定型的な反応のプロセスが存在する。外界や環境からの刺激を認知すると、身体反応が生じ、それによって気分や感情が湧き起こり具体的な行動が起こる。しかし、同じような刺激を受けたとしても、その刺激をどのように受け止めるかは受け手の状態によって異なってくる。つまり刺激と効果の関係は一意に決まっていない。

脳は、生存や繁殖を脅かすことを回避して、生き延びるために進化してきた。たとえば巨大な毒ヘビが目の前に現れた時のように、生存に直結する脅威に関しては、意味解釈の余地なく身体的な反応を起こさなければ死んでしまう可能性があるので素直に逃避することになるが、直接的に生き死にに関わらない脅威は必ずしも逃避を必要としない。一方で、餌や快楽などの報酬には、物理的報酬や内的報酬のいかんによらず自然と引き寄せられる。

そのような脅威と報酬にまつわる人の行動は、機能階層を持つ脳の特性によって実現されている。その仕組みがほかの動物種と異なっているのは、人の場合、脅威と報酬の意味付けを意識的に書き換えられる点だ。

まずは、人の脅威と報酬にまつわる脳の仕組みを簡単にさらってみよう。脳の仕組みは十分知っているとか、不合理な脳の特性から先に読みたい、という場合は、本章をスキップして次章に進んでもらうのも結構だ。

## 3 脅威と報酬にまつわる処理システム

**反射：緊急的な危機回避の仕組み**

前述した通り、人の脳の重さは1・3kg程度。多少の個体差があっても違いは100g程度。体重の約2％程度の臓器である脳のおかげで、人は他の動物と比べてユニークな生き物になっている。

ご存じの人も多いと思うが、人の特徴は発達した大脳皮質にある。哺乳類としての進化の結果、霊長目ヒト科と分類される現在のホモサピエンスになった。ホモサピエンスは「知恵のある人」という意味である。

脳の仕組みを学ぶと、私たちの脳と人以外の生物の脳に多くの共通の仕組みがあることがわかる。それらは生存に必須の機能だ。

たとえば、人の脳幹と呼ばれる部位には、呼吸中枢があり、そこに障害が起こると呼吸が止まって死んでしまう。呼吸自体は胸郭の筋肉を動かすことで実現されているので、呼吸くらい脳と独立して動いていても構わないと思うが、実際は脳の一部の制御を受けている。

そういう意味では呼吸とは異なり、心臓は脳とは独立して自律的に動作する仕組みを持っている。しかし、その動作は脳幹に調整されている。心臓が脳から独立して動作可能であることから、脳機能が止まっていても心臓だけは動いているという脳死状態が生まれることになる。脳死は不可逆な脳活動の機能停止によって起きる。脳死を人の死と扱うかどうかについての社会的な定義はまだ完全な合意に至っていないが、脳が不可逆な状態になりながらも心臓は自律的に動いている状態は生物学的に死んでいると言えるだろう。

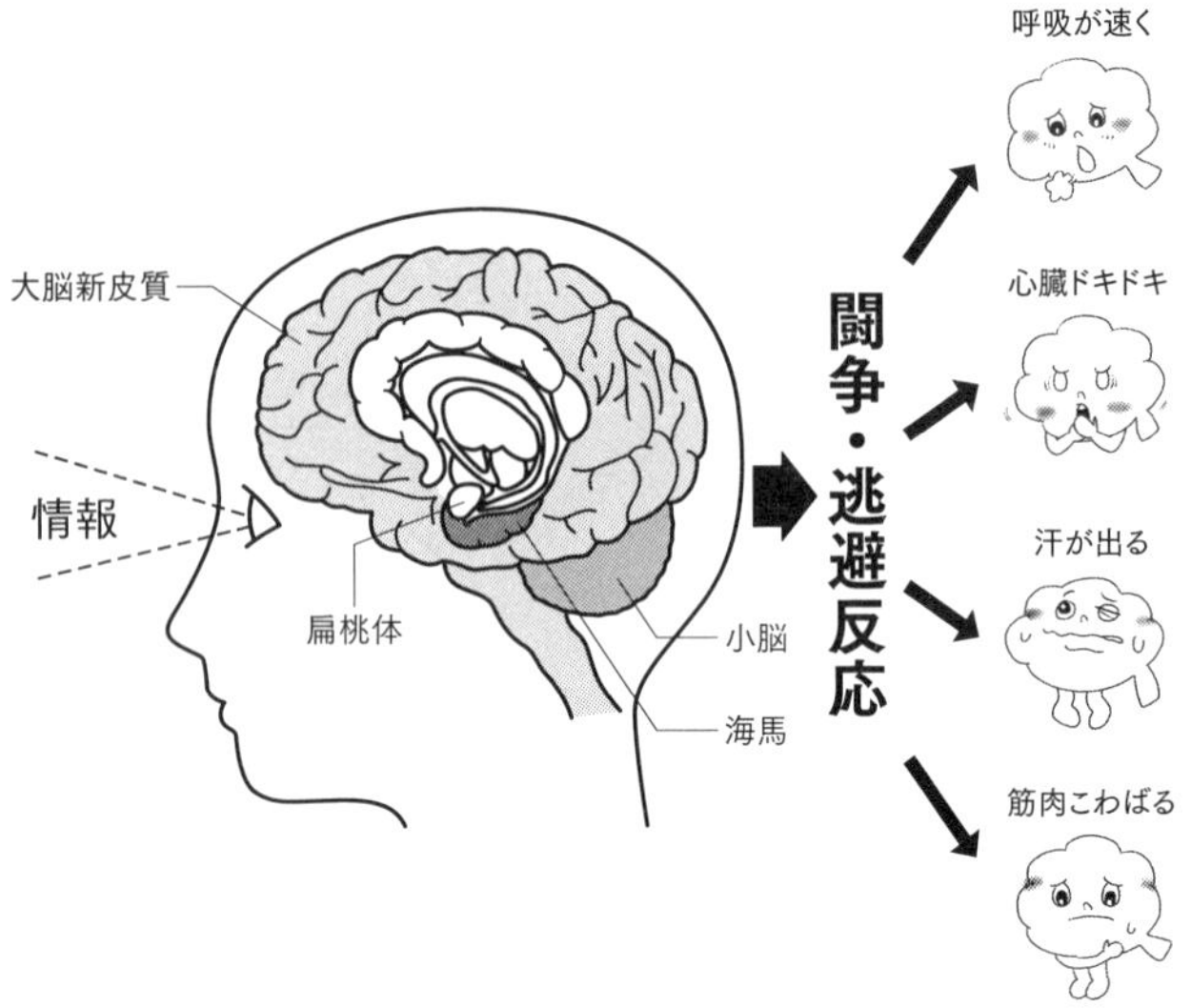
大脳新皮質
情報
扁桃体
小脳
海馬
闘争・逃避反応
呼吸が速く
心臓ドキドキ
汗が出る
筋肉こわばる

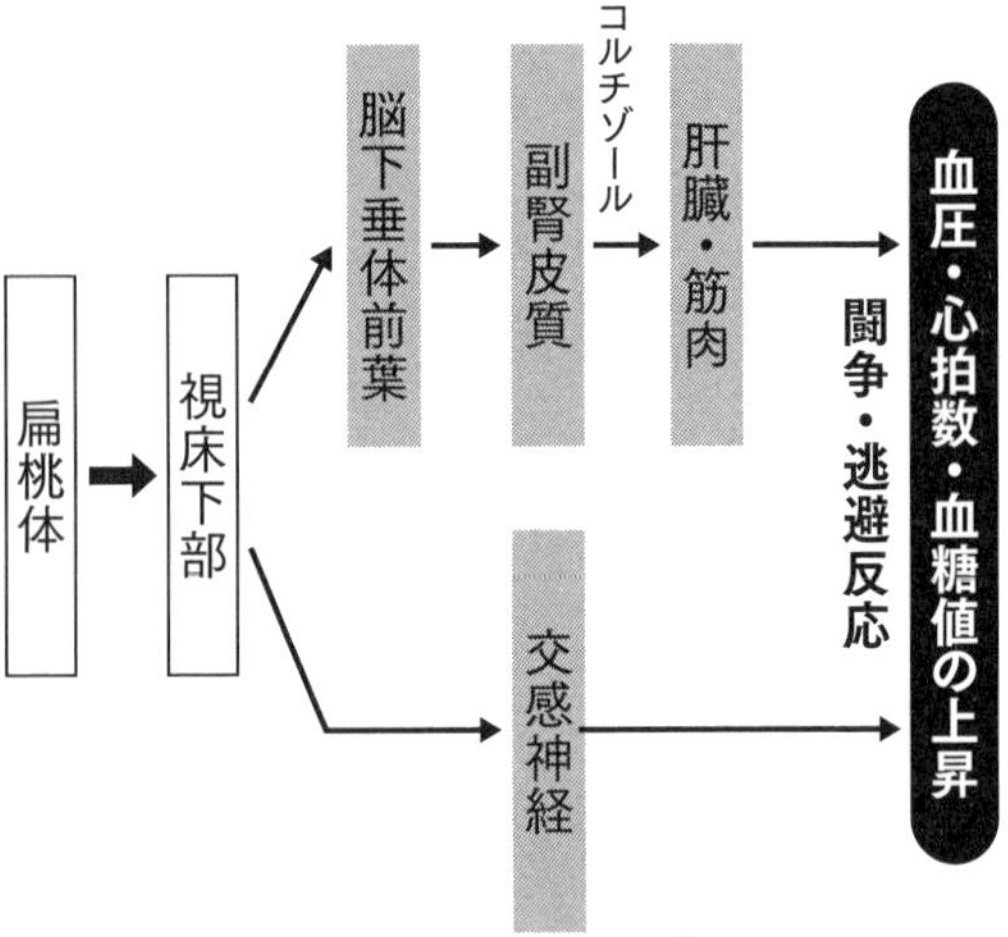
扁桃体
視床下部
脳下垂体前葉
副腎皮質
コルチゾール
肝臓・筋肉
交感神経
闘争・逃避反応
血圧・心拍数・血糖値の上昇

そのような生物として生存を定常的に維持する機能に加えて、自分が危機に陥った時に逃避する行動も重要である。危機に直面した時に重要なのは、いかに素早く危機を避けるかである。

素早い逃避反応を行うには、いちいち危機の内容を考えてはいられない。危機に対して反射的に素早く反応できる仕組みを持つことが生物として必須の機能であるのは自明だろう。その仕組みは生物種によって異なっていても、基本的な危機への対応は、「危機から逃げる」「危機に立ち向かう」もしくは「じっとしてやり過ごす」の3種類になる。そして、その中心的な役割を担っているのは扁桃体という部位だと言われている。目や耳を通じて扁桃体に危機を知らせる情報が入ってくると、それに対してのアラート信号が全身に広がる。この仕組みは反射的なもので（いわゆる反射とは違う）、反応スピードが早い経路である。

扁桃体が危機を見つけると、視床下部に信号が伝わり、血圧、心拍、血糖を増やしたりすることで闘争や逃避に必要な準備が始まる。この反応経路では危機の内容を吟味したり自分の意思でコントロールすることは難しいけれども、その代わりに反応スピードが速いという特徴がある。

危機対応は個体にとって生存に直結することであるので、短時間で対応しなければならない。そのため危機からなるべくなりふり構わず離脱する自動化した仕組みが必要であり、すべての生物はなんらかの自動化された仕組みを持っている。人もそういう意味では例外でなく、扁桃体を中心とした反射的な仕組みが休むことなく常に働いている。当然ながら脳もその影響を常に受けている。

人以外の動物ではこの素早い反射的な危機対応だけを持つことが多いが、人の場合は、素早い反応に加えて危機内容と危機対応をもう少しゆっくり選択する処理経路を持っている。これは、危機情報の意味を吟味して、本当に危機に陥りかけているのか、それとも特に心配しなくていいのかを判断し、その判断に基づいて反応を決めるという脳内経路で、主に前頭葉の大脳皮質を中心として処理が行われていると考えられている。ある意味、このゆっくりした処理経路は理性的・合理的な判断を行うための仕組みだと言えるだろう。人がほかの動物種と異なっているのは、前頭葉の発達によりこのゆっくりした理性的処理系のボリュームが際立っているということにある。この理性的なプロセスと反射的なプロセスのせめぎ合いを脳がいかに御するかということになる。

## 情動：快・不快を判断し、行動につなげる仕組み

私たちは感情によって得することもあり、損することもある。感情に任せて発したたった一言のことばが、長年の関係性を壊してしまい二度と元に戻れないということはよくあることだ。認知科学的には一時的な感情を情動と呼んだり、本能的な欲求に関わる感情を情動と呼んだりするが、情動と感情の境界をはっきり引くことは簡単ではない。

情動は大きく快情動と不快情動に分けられるとされる。私たちは快情動に対しては接近行動を見せ、不快情動に対しては回避行動をとる。

生命の危機に対する私たちの素早い回避反応は、前述の通り扁桃体を介して行われる。この扁桃体は情動の中枢だとも言われている。人だけではなくネコやサルでも、扁桃体が壊れると本来なら回避すべき対象物、たとえばヘビやクモなどに対して恐怖を感じることなく接近するし、口に入れようとさえする。このような症状はクリューバー・ビューシー症候群と呼ばれる。また扁桃体に異常をきたすと、ギャンブルなどでのリスク回避ができ

なくなるとされている。

そのような情動が引き起こされるメカニズムには諸説あるが、大きく3つに分けられる。まず1つ目は、情動は脳の内部で生成されるという中枢説のキャノン・バート仮説。2つ目は身体情報が末梢から中枢に伝えられることで引き起こされる末梢説であるジェームス・ランゲ説、そして3つ目が中枢と末梢の両方が組み合わさって生じるとするシャクター・シンガー理論である。人が泣いている時、中枢説だと悲しいから泣いているということになり、末梢説では泣くから悲しいのだということになる。

いずれの説をとっても、情動はある特定の入力に対して反射的・自動的に引き起こされるハードワイヤードなプロセスというよりも、情動刺激の意味を脳内で認知処理することで生成される比較的ゆっくりした反応であると言える。それは、誰かにとっては非常に強い嫌悪感を引き起こす刺激が、別の人にとってはこれ以上ないような幸福感をもたらすことがありうるということである。

このような極めて主観的な価値変数が私たちの行動選択に大きな影響を与えている。つまり私たちの情動に基づく行動には合理性が担保されていない。不快情動を引き起こす脅威刺激に対しては、不快に思う意味をあまり深く考えることなく怒りを発して回避や闘争行動をとるし、快情動を引き起こす報酬刺激に対しては無条件にフラフラと引き寄せられてしまう。そのような、日常生活の中で頻繁に起きている、情動に基づく理性が働かない私たちの不合理な振る舞いを、別人格化した不合理な脳の特性の仕業とすることで、理性的な判断を行うことができるようになるだろう。

## 習慣：定型化して省エネ化する仕組み

私たちの日常生活は、野生動物のように生存の危機が連続するスリリングなものではなく、平凡な毎日の中、同じことの繰り返しで成り立っていることがほとんどである。

みなさんの脳が自分の身体を日々どのようにコントロールしているかを少し考えてみてほしい。そのほとんどの動作は、自分の意識的な身体操作ではなく、考えることがほとんどない無意識レベルでコントロールされていることがわかるだろう。

たとえば、通学や通勤の途中はほとんど自動運転のように身体が動いていて、なにも考えなくても学校や職場に到着することができる。逆に、どのように身体を動かしていたかを思い出そうとしても思い出すことができない。普段と違うことが起きなければ、途中の出来事を思い出すことも困難だろう。私たちの脳には、多少の誤差も自動的に修正する優れた自動運転のモードが存在する。これは、別に脳科学の知見を持ち出す必要もなく、誰でも知っていることだし、日々の生活のほとんどは意識を向けることのない無意識による自動運転モードで処理されている。

　この自動運転モードは、前述の危機から反射的に逃げる仕組みのように生まれつき備わっているのではなく、学習によって身につける必要がある。言い換えるなら、繰り返しによって脳内に組み上がる自動制御のプログラムと言える。
　脳内の自動制御プログラムを組むには繰り返しの訓練とそれに基づいて予想する仕組みが必要である。繰り返しの試行錯誤によって、私たちの振る舞いは洗練され効率化が進む。その学習によって一つひとつの動作や意味を意識することなくすべてを流れるように行うことができるようになる。物事を予想するという脳の働きは、エネルギー消費の効率化を図った進化の結果である可能性については、人工ニューラルネットワークを用いた調査などによって、明らかにされている。[*1]

たとえば自宅でコーヒーを淹れることを考えてみてほしい。コーヒーを淹れるために、カップを出したりお湯を沸かしたり豆を挽いたりの一つひとつの動作をいちいち考えることなく流れるように行っているだろう。それは身についた習慣だ。しかしそれは自宅環境に最適化されたもので、コーヒーを淹れる場所が変わるとその振る舞いはギクシャクしたものになる。あるべきものがあるべきところにないからだ。習慣は環境と一体化している。

私たちがある習慣的動作を行う場合、その後ろでは常にそれを予想的にモニターしている フィードバックの仕組みが存在する。その予想と実際との差分が寸分たがわなければ、自動制御プログラムは修正の必要がない完全な学習として成立していることになる。しかし、実際に予想誤差がゼロであることは少ない。脳内では予想と現実の間の差分を小さくするような修正を試行錯誤的に常時繰り返すことで予想の精度を上げていく。このような持続的な学習の仕組みは基底核と呼ばれる部分が重要な役割を果たしており、ドーパミンのような脳内報酬物質を1つの報酬信号として予想と誤差を表現し、行動の最適

＊1　Lotter, William, Kreiman, Gabriel and Cox, David. (2020). A neural network trained for prediction mimics diverse features of biological neurons and perception. https://www.nature.com/articles/s42256-020-0170-9

化・自動化を行う仕組みが常に働いている。

また、習慣が対象にするのは運動制御に関わることだけではない。より高次の認知機能についても同じように自動化することはできる。

たとえば僕が眼科の外来で1日100人以上の患者さんを診ていた時は、ほとんどなにも考えることなく患者さんと対話して、診療して、処方をしていた。医療行為のような一見難しいことをやっていそうな仕事でも、一旦学習を完了してルーチン化してしまえば、認知コストを極端に抑えた自動化された運用が可能なのである。そんなルーチン作業をこなしつつも、ひとたび想定外の異常を発見すれば、きちんとそれに対応することもできるのがプロフェッショナルの脳のすごいところだ。しかし、面倒くさがり屋の脳はその誤差信号を無視してなにもしないこともあり、それを合理化処理することで不合理が生まれる。

この学習には一定の時間と試行錯誤が必要になる。つまり新しいレパートリーを獲得したり既存のルーチンを修正したりするには追加の脳内コストが必要になる。逆に言うなら、最適化・自動化はこのコストを最小化するための仕組みであり、私たちの脳には学習コストと運用コストを最小化するという省エネ圧力が常に働いているため人は保守的なのである。この学習コストと運用コストの消費エネルギーを最小化する圧力が、人の認知と行動選択に影響を与え、認知バイアスや不作為《ふさくい》といった脳の不合理な振る舞いを形作っているというのが本書の基本となる考え方である。

**理性：抽象化された情報を処理する仕組み**

人は階層的な大脳皮質の処理システムを手に入れることで複雑な認知操作を可能にした。特に前頭前野という感覚情報と身体情報から階層的に離れた高次な神経処理メカニズムを獲得することで、様々な抽象的情報の処理・操作ができるようになった。

抽象的情報の処理は、反射的な逃避行動や自動的な習慣行動と比べて、処理に時間がかかる。特に過去に経験がない地球温暖化問題や、心とはなにかのような答えが定まっていないオープンエンドな問題について創造的に思考するプロセスは、解決方法が明確でないために様々な試行錯誤が必要とされる。あらかじめ答えが一定の範囲に収まるクローズドエンドな問題解決とは必要とされる脳内リソース量が異なっているが、いずれのケースでも前頭前野が重要な役割を果たしている。

つまり前頭前野は、抽象的で創造的な課題解決を行うことができる一方で、ルーチン作業における調整役も果たしている。いわゆるトップダウンメカニズムと呼ばれ、階層的な感覚処理で抽象化されて前頭前野に届くボトムアップ情報に対して、調整を加えて望ましい方向へ自分自身の行動を導いていく。

このトップダウンメカニズムは理性的な情報処理経路と言うことができ、人を特徴づける脳機能である。しかし、その理性的な情報処理が論理的な合理性を持っているわけではないということも同時に言える。抽象的な情報を時間をかけて熟考処理することは理性的な処理と言えるが、その処理に省エネという思考を少なくさせようとするバイアスがかかること、つまり考えることが面倒くさくなることによって、私たちの行動や意思決定は脳の都合を優先した不合理なものになりがちなのである。そして恐ろしいことに、私たちはほとんどその状態に気づいていないのである。

人の行動や選択の仕組みを理解するにあたって、脳内の反射的処理、情動処理、習慣処理、理性処理について簡単に説明してきた。これらの処理経路は独立して存在しているのではなく、相互に影響を及ぼし合い、その時々の環境によって優位に表出される処理経路が異なる。つまり、私たちの行動は無意識のうちに最適な省エネ処理のモードを使い分けていると考えていいだろう。自分の脳が今どのモード優位で行動しているのか、相手の脳がどのモードで反応しているのかを理解することで様々な社会的な課題の仕組みが理解できるし、解決方法を導き出すことができるようになる。たとえば、相手が情動モードで怒り狂っている時はわかりやすいが、一見理性的に考えているように見えて実は習慣モードで物事を処理しているとしたら、その人と課題解決の議論をするためにはまずその習慣モードから理性モードに切り替えてもらう必要がある。このモード切り替えには、脳が持つ省エネ志向が大きな壁となる。高次な思考は高コストで、考える余地のほとんどない反射的な処理は認知的にもっとも低コストである。

そのような行動における脳の4つのモードと脳の省エネ志向をキーワードにして、人の行動についてブレインくんという別人格を設定して考えてみよう。

## 4　最適化のための4つのモード

前述の通り、脳が行動タイプに分けて大きく4つのモードを使い分けているとしよう。認知コストが低いものとして「反射モード」「情動モード」「習慣モード」、高いものとして「理性モード」と分類してみる。脳はこれらのモードを、車のギアのように使い分け、脳で消費するエネルギーの効率化を図っていると考える。脳の4つのモードをいかに効率よく使い分けるかで、思考にかけるエネルギーを制御していると考えよう。

理性モードと習慣モード、情動モードの一部にはエネルギー消費量の高い「熟考プロセス」の介入の余地があるが、反射モードにはほぼない。熟考プロセスを省こうとする脳の省エネ志向によって、私たちの脳は自分の意思とも異なる振る舞いをしてしまうなど不合理な特性がある。

熟考プロセスを言い換えると、脳が認知した情報を自動的に行動につなげず、一旦、時間とエネルギーをかけて理性的に思考しようとするプロセスである。感情や行動の誘発には、外部状況と感情・行動の間に思考が介在し、この思考によって、同じ状況下にあっても人の行動や感情、情動は変化する。

熟考プロセスがなければ反射的、情動的もしくは習慣的な行動となり、熟考プロセスがある時は感情が抑えられた理性的な行動ができる。熟考プロセスのないもしくは少ない行動に対し、訓練によって熟考プロセスを適宜入れてアップデートすることで、不合理な形で自動処理されていたものを、より望ましい形に変えていくことができるのではないかと考える。

## 5　脅威・報酬の要因

行動における脳の4つのモードとは、車のギアと同様、省エネ志向の脳にとって、エネルギー効率を最適化するための手段である。そして、熟考プロセスなく、素早く脳に脅威または報酬を感知させる要因が存在することもまた省エネ志向ゆえの仕組みであると考えられる。

NeuroLeadership Institute のデイビッド・ロック氏らは人間が不安や恐れを感じる脅威の社会的要因を脳科学の観点から整理し、SCARFモデルとして提唱した。SCARFとは、

S：Status　　地位（認められているか）

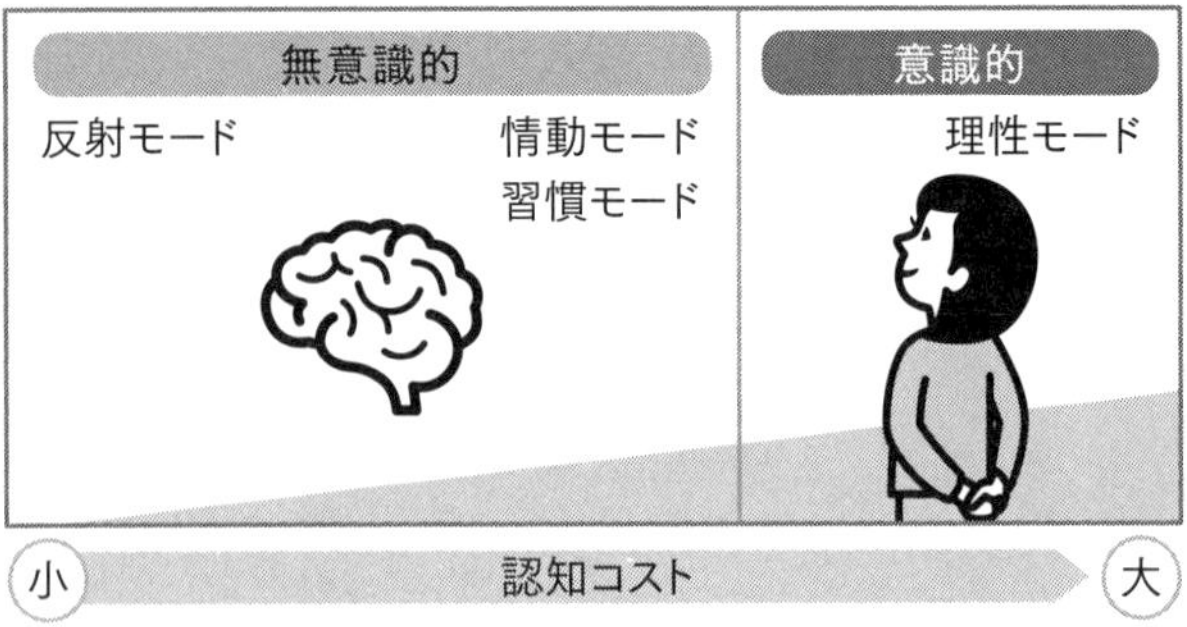


行動における４つの脳のモード

C：Certainty　確実性（未来の状態が確かであるか）
A：Autonomy　自律性（自分がコントロールできているか）
R：Relatedness　つながり（仲間とのつながりを感じられるか）
F：Fairness　公平性（公平公正に扱われているか）

の頭文字を取ったもので、これらが脅かされると、人は恐れや不安を感じ、回避や攻撃に向かいやすくなると説明している。

S：地位
地位とは、他者と相対して、自分の地位は高いか低いか、他者との関係性で自分が大事に扱われているのかということ。地位を失うことが脅威であり、適正な地位を得ることが報酬であるというのは特に説明もなく理解できるだろう。

C：確実性

確実性とは、将来の確かさが感じられること。テンプレートを使ってパターン認識している脳は予想パターンと異なる状況に差分アラートを上げて、脅威と認識する。予想しにくい未来のことや新しいことは、脳にとっては脅威となる。当然のことながら私たちは、物事の判断においてより確実であることを選択する。不確実であればあるほど、未来が不確定になり、多様な未来に対して準備が必要になり、脳内リソースを多く使うことになるからだ。

A：自律性

自律性とは、自分の状況をコントロールできること。環境や自分の身に起こることを自分でコントロールできていないと不安になる。自律性を得ることは、他者の意思や判断によって将来が左右されてしまうという不確実性を排除できるということである。この自律性を確保できれば、脳内リソース配分は自分の判断で確定することが可能になる。

R：つながり
つながりとは他者とつながっている安心感があること。孤立した状態を脳は脅威と捉えて、不安になる。孤立は社会的な保護を受けられなくなることを意味するからだ。つながりの維持に対する指向は社会的動物である人の特徴である。

F：公平性
公平性とは自分や対象物が公平に扱われているか、他者との取引において公平であるかどうかである。自然の中では公平性というものは担保されない。すべては早いもの勝ちであるからだ。しかし、社会を作って共同作業を行う場合には、この公平性が重要な要素になる。

報酬を感知する仕組みは、脅威の場合とは異なる。情動モードで条件反射的に感情が誘発されて不合理な行動を実行してしまうよりも、もっとゆっくり処理される。そしてほかの要因とも組み合わさった形で、報酬として神経物質が分泌され、喜びや愉しみ、興味、安心や信頼などの感情が生まれる。

本書では、脅威の社会的要因のフレームワークであるSCARFモデルの一部は報酬にも適用できると考え、便宜的にこれらを報酬に当てはめた行動例を、第3章のエピソードで紹介する。職場や家庭などの社会的関係性におけるモチベーションとなる報酬要因として、地位、つながり、自律性は、社会的欲求や承認欲求として挙げられる。残りの2つ、確実性と公平性は、安心感や信頼感などの心理的安全性に対する欲求ではあるが、ゼロをプラスに変える強いモチベーションの要因にはなりにくい。よって、SCARFのうち、S地位・Rつながり・A自律性のみを報酬要因として利用し、第3章にて考察を進めてみたい。

脳の徹底した省エネ志向は、日常生活のあらゆるところで観察することができる。そしてそれらは悲しいことに、往々にしてその人本来の人格や知性とは異なる、本人すら気がつくことのない不合理な振る舞いや行動バイアス、認知バイアスとして観察されることが多い。この不合理さやバイアスは、その人の人格として考えると理解できなかったり、共感できないことも多い。次章ではこの脳の省エネ志向による不合理な特性を「ブレインくん」という別人格と見立てることで自身や他者の人格と切り離し、客観的な視点で観察することでなにが見えてくるのかを、具体的なケースに当てはめて探ってみることにする。

なまけもの

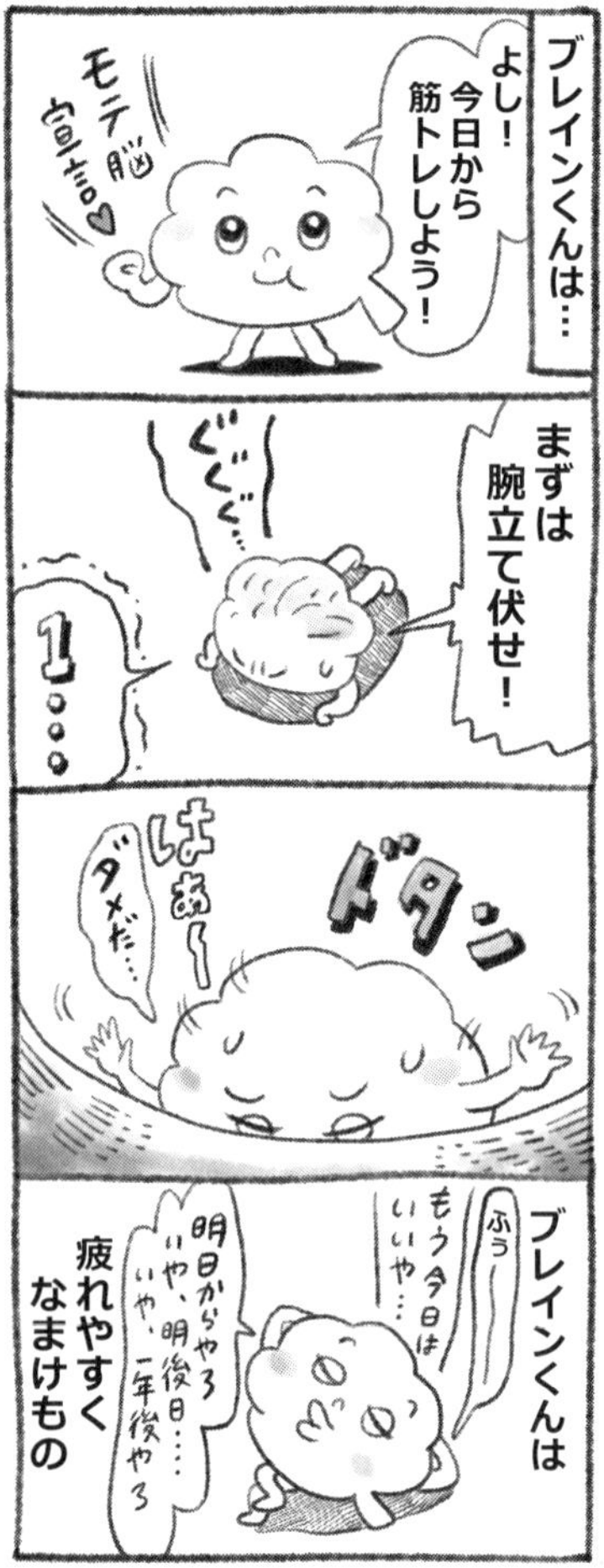
ブレインくんは…
よし！今日から筋トレしよう！
モテ脳宣言♥
まずは腕立て伏せ！
ぐぐぐ…
1…
ドタン
はぁ〜
ダメだ…
ブレインくんは
ふぅ
もう今日はいいや…
明日からやろ いや、明後日…… いや、一年後やろ
疲れやすくなまけもの

# II

# 不合理な脳の特性

私たちが日々生きている間に脳が行う情報処理において、膨大な情報が無意識のうちに処理されている。当然私たちは無意識が行う情報処理の内容について、意識に上ってこないためそれを知ることができない。つまり無意識の脳機能は完全にブラックボックスで、その仕組みは無意識が引き起こす自分の振る舞いから遡って結果的に理由を類推するしかないという問題がある。つまり無意識が引き起こしている行動と意識的な行動を区別することはそんなに簡単ではない。

私たちの脳はそのようにできているので、自分の身体の一部でありながら、コントロールが利かずに暴走したり、思うように機能してくれないことが多々ある。これを「ブレインくん」という省エネ志向でなまけもの、それでいて臆病で言い訳しがちな生き物の仕業として考えてみる。敏腕なあの社長にも、仏さまのように優しいあの人にも、可愛くて仕方ない子どもにも、背後にそれぞれの「ブレインくん」が存在すると考えてみよう。

人の性格は、このブレインくんの御し方で変わる。人の性格が、ブレインくんと、そのブレインくんを御す人のコンビでできているとしたら？　二人羽織を想像してもらうのが手っ取り早いだろう。羽織の中に隠れて前の人を操作しているのがブレインくん。手前で操られているのが私たちだ。


「なぜ彼女はすぐにキレるんだろう？」

「なぜ自分は些細なことで、くよくよしちゃうんだろう？」

「なぜ自分はプレゼンでいつも緊張しちゃうんだろう？」

「なぜ、彼はマウントを取りたがるのだろう？」

「なぜ、人は利他的な行動を好むのか？」

「なぜ、人は正義を振りかざすのか？」


その「なぜ」はすべて省エネ志向「ブレインくんの仕業」なのだ。

ここでは、これまで一体の人格として評価してきた「人」と「その人の脳」とを、一旦分離し、さらには脳を擬人化して、「ブレインくん」という別人格として観察してみようと思う。


**毎日の身近な不愉快なこと、それは「ブレインくんの仕業」であって、彼や彼女のせいではない。もちろんあなたのせいでもない。**自動的に動く脳に制御されている私たちを、本来の自分の人格とはちょっと異なる別人格、ブレインくんに動かされていると仮定して、ブレインくんをよくありそうなシーンの中で描写し、その振る舞いを考察してみよう。ブレインくんの存在を意識し、脳の特性がゆえの人の行動という仕組みを理解することで、周りの人の苛立ちや不安、モチベーションの仕組みが見えてくるだろう。

## 1 「ブレインくん」の特性

### その1　省エネ志向で疲れやすく、なまけもの

すでにみなさんがご存じの通り、脳の最大の特徴は、省エネ志向で疲れやすいことだ。疲れやすいので、熟考などにエネルギーを使い過ぎると、すぐにバテて思考を停止してしまう。

複雑な権利関係や条件が絡み合った会議を長時間続けると、段々脳が疲れてきて思考停止的な結論になることはよくある。そんな時に声の大きい人に負けないようにしないとすっかり持っていかれたりするが、それすらも仕方がなかったと納得するのもブレインくん

①疲れやすく
なまけもの

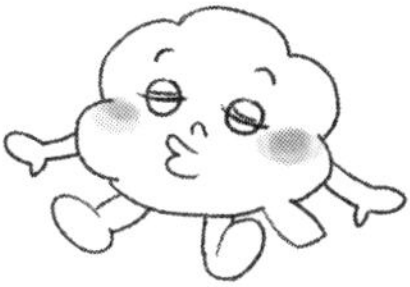

②脅威へのビビり癖

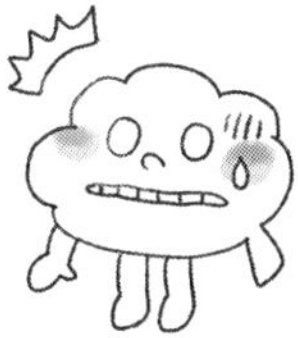

③想定外の誤差に
口やかましい

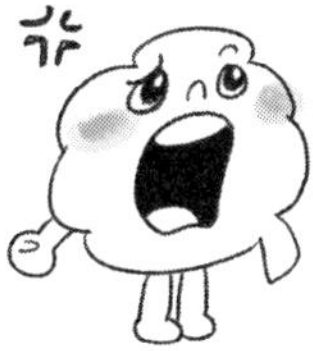

④融通利かない
ゼロイチ思考

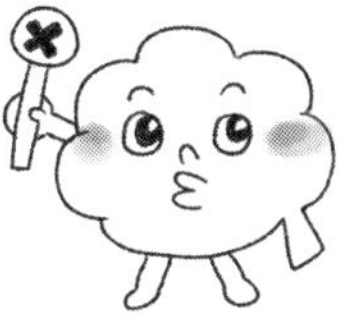

⑤他者に我慢する
意気地なし

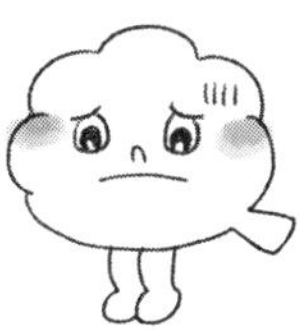

⑥見ない聞かない
指向性

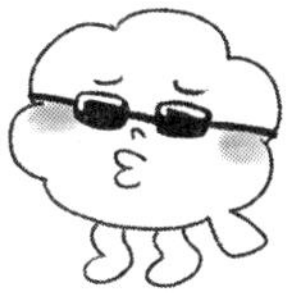

⑦変化を嫌う
頑固もの

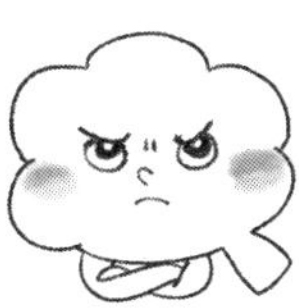

⑧逆算嫌いの
狭い視野

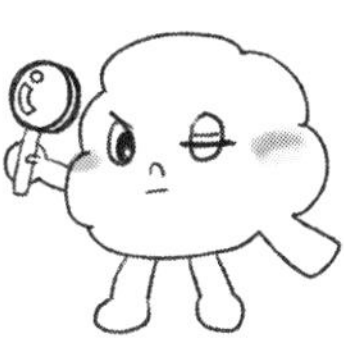

なのだ。

### その2　脅威の自動判定によるビビり癖

ブレインくんは、脅威に対しては防衛状態となり、報酬に対しては接近モードになる。これは外敵から身を守るためや、報酬を得るために備わった自動的な機能なので、熟考せずに自動的に脅威なのか報酬なのかを判断し、自動的に行動が引き起こされる。なによりこの機能は反応の素早さが重要なので、瞬間的に反応を引き起こす仕組みである。

外敵から身を守るには、逃げられるのであれば物理的に離れるのが一番確実である。逃げると決めたなら、できるだけ早く逃げる必要がある。多くの生き物は、そのような非常に速いスピードで外敵を見つけて対応する仕組みを持っている。脳の扁桃体は、自分自身に対して脅威になるものを見つけると、素早く闘争もしくは逃走のための準備を始める。それに必要なのは身体をそれに見合った状態にスイッチすることで、扁桃体を通じて視床下部や副腎からホルモンが分泌されることで交感神経が優位になり、血圧が上がり、素早い運動実行のために必要な態勢ができあがる。もう1つの反応であるフリージング（硬直）は、動きを止めることで外敵から自分自身を見つけにくくするためのものである。

また、逃避と硬直という反応は、生まれながらに持っている本能と自分自身の経験に依存する機能があり、たとえば、ヘビに対する逃避行動はヘビを見たことがなくても引き起こされる本能的なものだが、経験によって獲得した特定の刺激に対する恐怖・逃避反応は、人それぞれで海馬のような記憶システムと紐付いた機能と言われている。

## その3　想定外の誤差に口やかましく反応

脳はどうやって身の回りの危険や物事の変化を認知するのか。ここにも特徴がある。過去に保存された景色のパターン、習慣的な行動パターンなど、現状との間の差分を常にチェックし、予想したものと異なる身体の状態や景色との差分を探している。差分を見つけると、持っているデータベース上の情報修正が必要になるので、警報で知らせる。差分が危険なものではないか確認するには、負荷がかかるため、それはネガティブなものとして脳に届く。うるさい番犬または銀行や空港のセキュリティアラートだと考えたらわかりやすい。データベースにないような顔や形態の動く物体。想定外の乗り物や所持品。想定外は不審物。不審物を見つけたら、誤差警報。そんな単純な仕組みと共に、私たちの脳は新しいもの、新しい反応に遭遇したら、誤差警報を鳴らすのである。

## その4　融通の利かない白か黒かのゼロイチ思考

自分の経験や好みに縛られず、物事を多様に考えることは社会生活においてとても大切である。物事にはグラデーションがあり、簡単に割り切ることはできない。善悪の判断しかり、誰かにとっての善意は、別な視点から見れば悪意となることがある。しかし、そのような多面的な物事の理解の仕方は脳にとってはエネルギーを使う認知コストの高い作業になる。そのため、ブレインくんは白か黒かの単純な理解や判断を好むし、それによって省エネを実現している。

たとえば昔から宗教に関わる弾圧などで人々は驚くべき残虐性を見せてきた。魔女であるか魔女でないかなど、そもそも魔女が存在するかもわからないまま、魔女であるという認定を受ければその人を焼こうが磔《はりつけ》にしようが気にしなかった。このゼロイチ思考が正義と結びつくと本当にやっかいなものになるのは誰もが知っている通りだ。

## その5　他者には我慢してやり過ごす意気地なし

我慢することは一見、辛いことのように感じられるかもしれないが、他者との軋轢《あつれき》を避けるために我慢し衝突の発生を回避できるならエネルギーの温存になる。よって、本来なら会議や接客シーンにおいて、発言して自分の意見を伝えるべき場面でも、ブレインくんは本来とるべき行動をとらないという不作為の選択をしてしまうことがある。

「断れるわけがない」

「できないと言ったら、仕事を切られる」

「自分がやるしかない」

「話したところでほかの手段はない」

など、優位な立場を利用し、マウントを取ってくる上司や先輩、得意先、仲の悪い配偶者など、私たちのブレインくんは他者に対して受動的に振る舞い、我慢してやり過ごそうとしてしまいがちである。厳しい言い方をすれば、その我慢は「都度の問題解決を先送りし、エネルギーを温存している」とも言える。

　逆に、本当は遊びたいのにそれを我慢して勉強するとか、食べたいものを太りたくないので我慢するといった自分との葛藤は、エネルギーを使ってしまうので、ブレインくんは我慢をしない選択をしがちである。異なる我慢のするしないは、いずれもエネルギーの温存のためである。

### その6　興味のあるものしか見ない聞かない指向性

　見たいものしか見ない、聞きたいものしか聞かないことで、ブレインくんはエネルギーの節約をする。聞いているようで聞いていない、見ているようで見ていない人というのは、職場や家庭でよく見るが、これは注意力散漫とは異なる。注意をしっかり向けているはずの場面でも自分より劣っていると判断した相手の情報を端から無視してしまうのだ。ブレインくんは思い込みが強く、実際は有用な情報であってもそれを取り入れて熟考するよりも、経験的な思い込みに従ってエネルギーを節約する傾向にある。

たとえばスーパーに買い物に行くと、いつも同じ材料を買ってしまい、いつも同じメニューを作ってしまうようなことはないだろうか。少し視野を広げれば、普段買わないような食材がたくさんあることに気がつくし、それを使ってもっと美味しいものが作れる可能性があるのにそれをしない。いつものこれでいいんだというバイアスは生活の至るところに存在する。

**その7　変化を嫌う頑固もの**

行動の変化には大きなエネルギーが必要とされる。変化しないことで、脳はエネルギーの節約をしようとする。新しい習慣を身につけたいのに、なかなか続かない。チャレンジしたいのに、なかなか思いきれない。優しく接したいのに、どうしても優しくなれないなど、私たちは本当に長い間、変化できない自分にイライラしてきた。これもまたブレインくんという別人格が、カウチに寝そべって「今のままでいいよね。新しいことなんかしなくても大丈夫。気にしない気にしない」と言いながら私たちを操作していると想像してみると、納得がいくのではないだろうか。

**その8　逆算嫌いの狭い視野**

ビジネス書のコーナーに行くと、戦略コンサルティングが教えるクリティカルシンキングの方法や、MBA式逆算思考、地頭を鍛える方法など、戦略的な生き方のための思考方法の指南書がベストセラーとして並んでいる。これらは、一言で言えば「省エネ志向のブレインくんをどう鍛えるのか」というトレーニング方法のバリエーションだと考えられる。

たとえばクリティカルシンキング。これまで鵜呑みにしていたことに対して別な視点から見直して、疑う――これは外部からの情報をまるごと信じて実行するという思考停止はやめて、自動運転に入る前に、面倒くさがらず、熟考プロセスを入れようということである。

そもそも私たちはあまり考えて行動していない。特にゴールを設定し、逆算しながら途中のプロセスをブレイクダウンして戦略的に動くことが苦手だ。戦略的に動くということは、たとえるなら将棋や碁のように無数の可能性の中から選択を繰り返し最適解を見つける作業であり、脳に大きな負荷がかかる。逆にゴールを明確に設定せず、結果を積み上げる「積み上げ方式」で日々を過ごすことのほうが多い。

## あなたの身体、ブレインくんに乗っ取られてませんか？

どうしてこの人はこんな振る舞いをするんだろう、というシーンに遭遇することがよくある。自分でもどうしてこんな反応をしてしまうんだろう、どうして好意的に対応できないのか、どうしてそれが気になってしまうのか、どうしてやめられないのか、ということがある。そんな場面では、きっと、自分の中のもう一人の自分であるブレインくんがそれぞれ無意識に自動的に反応していると考えたい。自動反応の要因は大きく3つのグループに分けることができる。省エネ志向からくる自動反応と、それをベースにプログラムされた脅威系または報酬系の自動反応だ。

自動反応には、先述の通り、省エネ志向、脅威の自動判定、予想誤差警報、ゼロイチ思考、見ない聞かない指向性などがある。一見正しそうに見えて、実はブレインくんの都合で起きている必ずしも望ましくない振る舞いとして、我慢・従順さ、現状維持、逆算しない、などが該当する。

省エネ志向をベースにした脅威系の自動反応要因としては、デイビッド・ロック氏が提唱するSCARFモデル[*2]に対応する形で列挙すると、以下のような不合理な振る舞いがある。

S：**地位**を脅かされて不快になる
C：**確実性**不明で不安になる
A：**自律性**がなくなり不快になる
R：**つながり**がなくなり不安になる
F：**公平さ**がなくなり不快になる

逆に報酬系の自動反応要因としては、SCARFモデルのうち、報酬に作用するS・R・Aが当てはまり、以下のような振る舞いが見られる。

＊2　『最高の脳で働く方法』デイビッド・ロック著、矢島麻里子訳、ディスカヴァー・トゥエンティワン（2019）

S：利己的利他心（例：評価されたい）
R：つながりたい（例：SNS依存症）
A：自分勝手・自由奔放（例：束縛されたくない）

## 2　偽善的なブレインくんの正体

そんなブレインくんの不合理な特性は、世の中で認知バイアスとして頻繁に取り上げられている。いくつか例を挙げてみよう。

なぜ、人にどう見られているのかばかりを気にするのか？
なぜ、人は利他的な行動を好むのか？
なぜ、構造的に考えられないのか？
なぜ、多様性をリスペクトできないのか？
なぜ、パワープレイをしてしまうのか？

なぜ、できないことをできると言ってしまうのか？
なぜ、見栄をはるのか？
なぜ、正義を振りかざすのか？

これらの脳の不合理な特性による振る舞いの中で、注目すべき点がある。それは**偽善的なブレインくん**の存在である。偽善的というのは、一見、良い人に見える、良いことをしているように見えて、実はブレインくん都合で動かされている振る舞いである。

省エネ志向なのか、脅威反応なのか、報酬反応なのか。本来、ブレインくん都合でしかない事情であっても、ブレインくんはそれが他者にストレートに伝わらないように、本人たちの意識すら暗示にかけてしまうことがある。この偽善性があることで、ブレインくんを別人格として扱うことがうまくいかないことが多い。自分や他者の偽善的なブレインくんに騙《だま》されている、そんな例を挙げてみよう。

一見、利他心溢れるその振る舞いは、実は報酬系に突き動かされ、評価されたい利己心だけのブレインくん。

我慢強くて従順な振る舞いは、実は合理的な説明や折衝をすることを回避したいだけの不作為なブレインくん。

変化を必要とされている局面でも現状を維持するのは、実はただ変化が面倒なだけの不作為なブレインくん。

地道に積み上げる堅実さは、実はただの逆算が面倒なだけの不作為なブレインくん。

正義心の強さは、多様さやファジーさを受け入れて柔軟に考える思考コストをかけたくないだけのブレインくん。

と、こんな具合に私たちはブレインくんの偽善的な振る舞いにうまいこと騙されている可能性がある。単になまけたいだけなのに、良い人のふりをする偽善者のブレインくんは大変やっかいである。

一見、不合理に見える人々の振る舞いは、日々の暮らしの中で実に頻繁に目にする光景であり、出くわす疑問でもある。これらの不合理な特性は、省エネ志向の脳の仕業として説明するとどうなるのか、次章では、これらをよくある会社風景のエピソード形式で展開し、どうしてそうなるのか、改善するとしたらどうするのが良いのか、読者のみなさんといっしょに考えながら、考察を進めていきたい。

ビビり癖

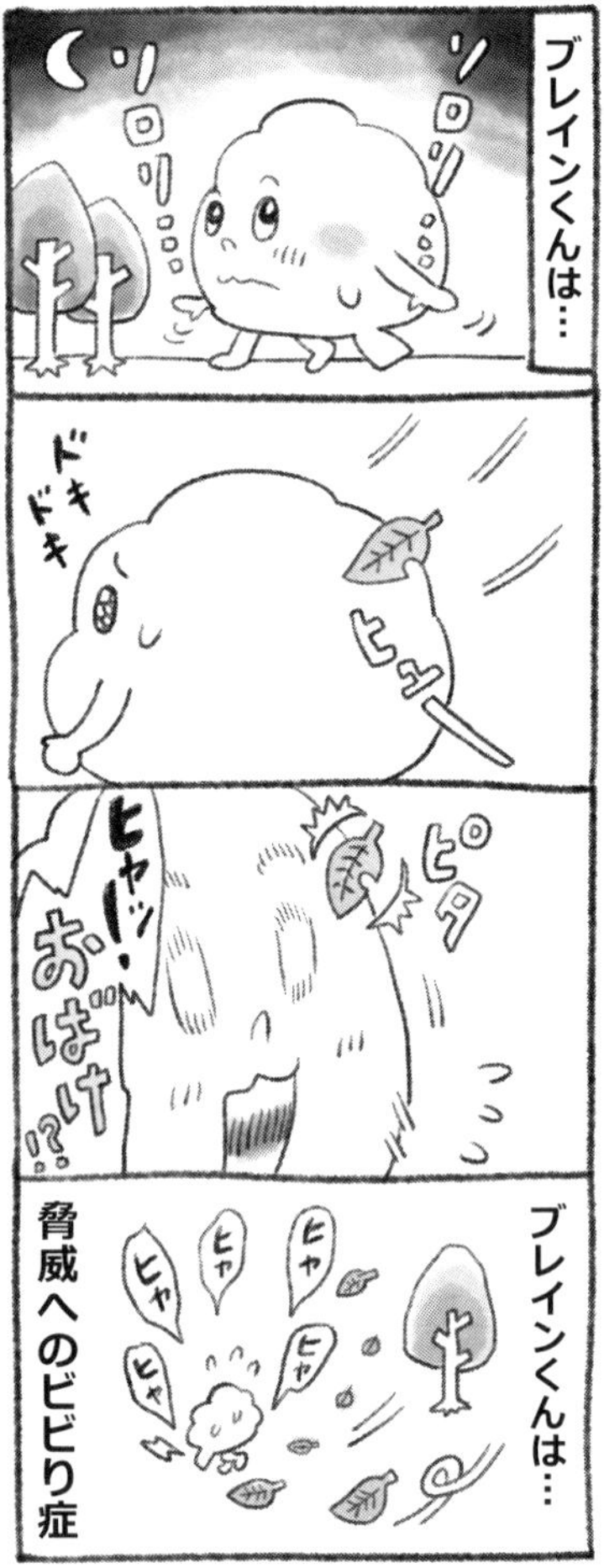
ブレインくんは…
ソロソロ…
リロリ…
ドキドキ
ヒュ
ピタ
ヒャッ!
おばけ!?
ブレインくんは…
脅威へのビビり症
ヒャ
ヒャ
ヒャ
ヒャ
ヒャ
ヒャ

# III

# 不合理な脳劇場

本章では、ITスタートアップ「株式会社ドンブラソフト」を舞台に、童話『桃太郎』にちなんで登場人物を設定した。そこでの出来事をブレインくん視点で解説し、ブレインくんにどんな働きかけをすれば、よくある残念なシーケンスも望ましいシーケンスに変えていけるのかを考えていこう。ではまず登場人物の紹介からだ。

この中で一人、雉野さんだけは僕ら（読者のみなさんと筆者）とつながった形で、なにがブレインくんの特性で、それらにどう対処したらいいのかをファシリテートする役をやってもらうことにする。たとえるなら、ドンブラソフトのほかの人は僕らの存在を知らないが、雉野さんだけはマジックミラー越しに存在する僕らのことを知っていて、いわば実験の仕掛け人としてドンブラソフト社オフィス空間での「脳と生きる」方法について、ほかの登場人物の振る舞いを誘導、そして解説してくれるというわけだ。

そんな、ブレインくんの扱いにも慣れている雉野さん、彼女なら先ほどの「なぜ人は○○○なのか？」の質問に対して、どう回答するのだろうか？　早速訊《き》いてみよう。

# 不合理な脳劇場 登場人物

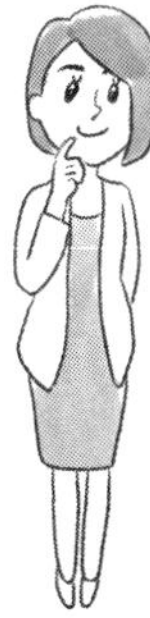

## 雉野さん

ドンブラソフト社COO。戦略的視点を持って事業全般を見ている参謀役。ハードネゴシエーターで、みんなの相談相手にもなり、頼られる存在だが、一部の人からは取っ付きにくさもあるよう。ドンブラソフト社の現場と読者をつなぐ仕掛け人でもある。

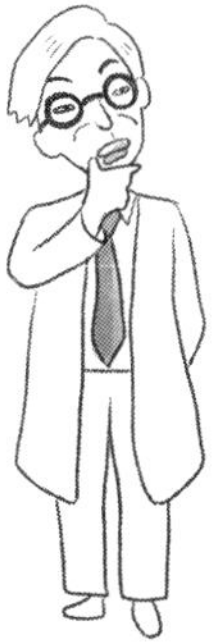

## フジイ博士

脳科学者。夢見研究所で30年、脳科学研究とBMI開発を行う。「日々是実験」をテーマに、新たな発見を求め愉快に暮らしている。熟成肉とクラシックカー好き。10年来の友人である、雉野さんと共に脳劇場の仕掛け人として解説を行う。

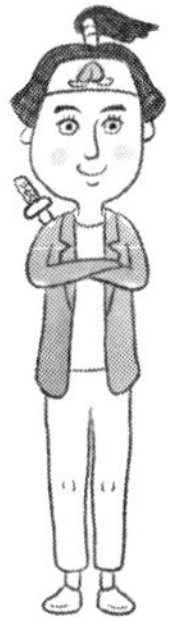

## 桃田社長

ドンブラソフト社CEO。がんばり屋さんで、圧倒的なリーダーシップとカリスマ性を持つ。自身にブランド力があり、人たらしなため社内外でも人気者。コンプレックスはあまりなく、褒められ上手。部下への注意など、苦言を呈することは苦手。

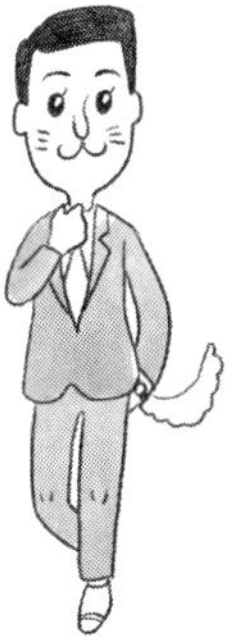

## 犬井さん

ドンブラソフト社事業部課長。面倒見がよく、がんばり屋さんで、ムードメーカーでもある。正義感が強く、後輩からの信頼も厚いが交渉ごとは苦手。傷つきやすく、注意されるとくよくよしがちでレジリエンス（困難や脅威に対する処理・適応能力）は低め。

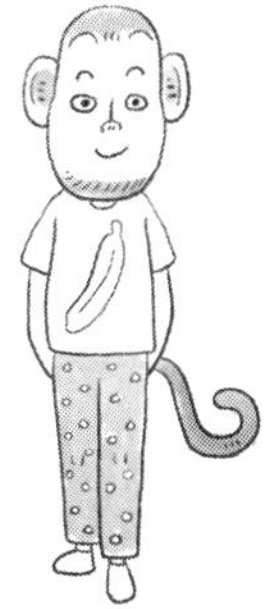

## 猿岡さん

ドンブラソフト社企画担当。コーヒー、カレーづくり、ギター、釣りと多趣味な彼のInstagramはフォロワー1万人。企画や作品制作を楽しむ一方、それらを他者から評価されることも大事。自身への評価よりも作品への評価を喜ぶタイプ。

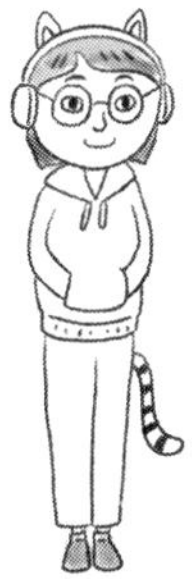

## 猫本さん

ドンブラソフト社エンジニア。マイペースで一人でもくもくとコードを書いている。ヘッドフォンをつけてほとんど誰とも会話をせず、周りの人がどんなに多忙な様子でも、毎日5時きっかりに家に帰ってゲームをしている。

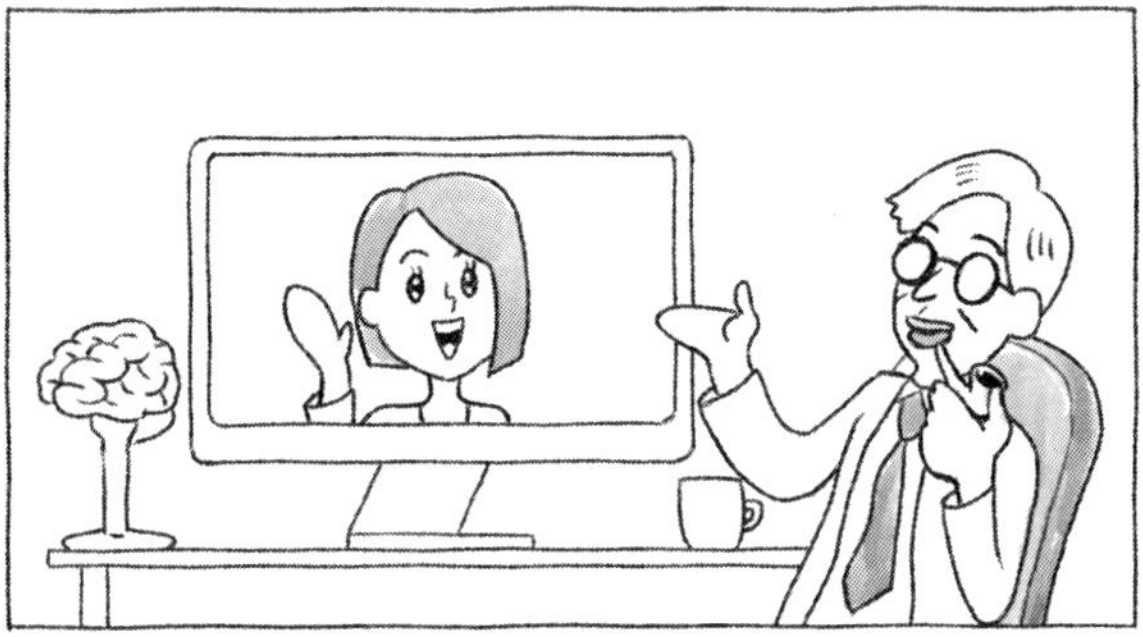

**フジイ**　雉野さん、こんにちは。今回の不合理な脳劇場の仕掛け人、よろしくお願いします。ところで、読者のみなさんに雉野さんを紹介しようと思うんだけど、自己紹介代わりに、次の「なぜ人は○○○なのか？」の質問に回答してもらうと、雉野さんがどんな視点を持った人なのか、伝わるのではないかと思いましてね。

**雉野**　フジイ先生、了解です。みなさん、はじめまして。不合理な脳劇場、仕掛け人で、ファシリテーター役の雉野です。フジイ先生とはかれこれ10年ほど、ごいっしょさせてもらっています。では、質問に私なりのブレインくん視点で回答していきますね。

# 1　なぜ人は○○○なのか？

**なぜ、周りからどう見られているのかばかりを気にするのか？**

**雅野**　人は社会的な生き物として進化してきました。ほかの動物種と比較しても、社会集団を作ることで天敵から身を守ったり、共同作業を行うことで一人ではできないような環境の改変を行ってきました。そんな社会的な生き物が、社会の中での自分のポジションに敏感になるのは当たり前ですよね。集団から排除されることは生存リスクに関わる問題だからです。人は他者の目の動きや、表情を無意識に理解できる仕組みを持ち、それによって個体間の関係性と問題解決を調整しています。一方でその仕組みに敏感になり過ぎてしまい、日常生活に支障をきたしてしまうこともありますね。

**なぜ、構造的に考えられないのか？**

**雅野**　構造的に考えられない、考えたがらない人は本当に多いですよね。でも、ブレインくんの視点に立って考えると、こんな高負荷処理を嫌がるのは無理もないです。情報を伝達するのに単に言葉を積み上げて列挙するのと、表にまとめるように構造的に伝えるのとでは、後者のほうが、ずっと労力がかかります。構造的思考というだけで、思考停止したり嫌がる人がいるのは共感できます。

## なぜ、人は利他的な行動を好むのか？

**雉野**　利他的な行動には見返りを期待する利他行動（互恵的利他）と見返りを期待しない利他行動があるんですよね。これは私個人の見解なんですが、後者にはさらに母性愛のような見返りを期待しない利他行動（血縁選択説）と、意識的には見返りは求めていないが、無意識レベルで評価されたい欲求のもと、利他的な自分を演出する偽善的ブレインくんによる利他があると思います。最後のタイプは、「自分が利他的な人間であること」を他者に評価してもらうことで満足してしまうので、実際にはボランティアとして人前で名乗り出るけれど、いざ求められても行動に移すことはない。寄付をしたこと自体に満足するのではなく、それをSNSなどで告知し、他者に評価してもらうことに満足するようなタイプです。報酬系に反応するブレインくんが優位になっているこのタイプは、評価されたいという利己心からの見せかけの利他的行動と言えます。

**フジイ**　確かに、最近、利他行動に関する研究は経済行動学でも盛んに行われているね。僕も脳科学的な説明を求められることがあるな。自分を犠牲にして、他者に利益を与える利他的行動をとっている際、眼窩前頭前野や線条体と呼ばれる報酬に関する脳部位が活動することが報告されていたし。[*3]

利他的行動に伴う満足感「温情効果」（warm glow effect）が利他的行動を支えているとも言うね。また、良い人として見られたいという動機も利他的行動を促すことが知られている。他者から見られている状況で寄付をする場合と誰にも見られていない状況で寄付をする場合では、見られている場合に線条体がより活動することが報告されていて、よい評判という社会的報酬が線条体で処理されていることを示しているんだね。

**雅野**　利他的行動を促すものには「共感」もありますよね。[*4] 他者が痛みを受けている姿を見た人のうち、左島皮質の活動が高い人ほどその他者を助けるという、共感による利他的

＊3　Harbaugh, W.T., Mayr, U., and Burghart, D.R. (2007). Neural Responses to Taxation and Voluntary Giving Reveal Motives for Charitable Donations.
https://www.science.org/doi/abs/10.1126/science.1140738

＊4　Hein, G., Silani, G., Preuschoff, K., Batson, C.D., and Singer, T. (2010). Neural responses to ingroup and outgroup members' suffering predict individual differences in costly helping. Neuron, 68(1), 149-160

行動に関する論文を読んだことがあります。左島皮質は自分が痛みを受けた場合にも活動を示すことから、共感に基づく利他的行動において左島皮質が重要な役割を果たすことが報告されています。

**フジイ**　そうですね。ちなみに僕はこうした利他的行動を促す報酬系反応については、宗教や企業、ボランティア団体などで悪用される可能性もあることを、一科学者として案じている面があるんだな。

**雅野**　利他的行動の3種類の分類のうち、隠れ承認欲求に基づく利他的行動が本人も自覚していないため一番わかりにくいですよね。そんな人を対象にして、美しい話とセットにした利他的行動が誘導・悪用されると、本人は意識しないうちに取り込まれてしまって抜けられなくなりますもんね。

**フジイ**　その通り。それが正義と組み合わさるとびっくりするようなバイアスが発生するんだよね。

## なぜ、多様性をリスペクトできないのか？

**雅野**　多様性を尊重するということは、360度カメラで全周囲を見続けるようなもの。

今までは自分の見えている正面の情報だけでよかったのに、別の視点からの見方を問われることになりますよね。３６０度カメラで撮ったデータは膨大なのでその認知処理は通常のカメラよりずっと重くなります。そんなエネルギーの消費に対して、脳が嫌がるのは当たり前ですよね。

## なぜ、パワープレイをしてしまうのか？

**雉野**　これも、動物の本能ですね。相手の気持ちを慮《おもんぱか》って行動するより、自分が相手よりも力があることを見せつけ、自分の脅威になるような行動をとらせないようにする。これが他者との関係性において、もっともエネルギーを使わない野性的な生き方ですからね。でも現代社会でそんな生き方は当然受け入れられず、パワハラなどで訴えられてしまいます。パワープレイをしてくる人は、きっと思考のエネルギーが枯渇した状態や生き方をしているのでしょう。売られた喧嘩などと言って、そうした行為に乗せられることなく、相手のブレインくんを猛獣に見立てて、「はいはい、あなたのテリトリーは侵さないから、ご安心を」くらいの涼しい顔でかわしたいものです。

## なぜ、できないことをできると言うのか?

**雉野**　外発的動機付けの人、特に評価されたい型の人に多い現象ですよね。彼らにはまったく悪意はありませんし、嘘をついているつもりもありません。彼らの中では、あくまで自分が思い描いた通りの人物像に従って振る舞っているだけであり、肩書通り、自己評価通りなのでしょう。そういう人は評価者に褒めてもらうことが目的なので、できると言った時点でありがとうと言われれば目的達成で、それができないことについては気にしません。そもそもできると言ったことについてなににコミットすべきかわからないまま、良い人、できる人のふりをしてしまうことが多いです。ここには偽善的ブレインくんが隠れています。

## なぜ、正義を振りかざすのか?

**雉野**　正義もまた、省エネ志向のブレインくんならではです。一見、合理的なことを言っているようでも、多様な視点や文脈に応じた評価といった労力を惜しんで、自分の主張しやすい文脈や知識で人や物事の正否を振り分ける。正義心は単に、自分の信じる大義をゼロイチで処理するための省エネツールなんだと思えば、正義の裏になまけもののブレインくんを見つけることができるはずです。

**フジイ**　雉野さん、ありがとう。清々しいくらい、ブレインくん視点で割り切ってるんですね。なんだか聞いていて、スカッとしますよ。

**雉野**　先生にそう言っていただけるのは弟子冥利につきます。みなさんがいつもいっしょにいるのに気づいていないブレインくんの存在、そしてブレインくんの正体について、みなさんといっしょに観察できるのを楽しみにしています。

**フジイ**　それではここからは、雉野さんにもエピソードに登場してもらって、『不合理な脳劇場』と称し、ブレインくんの特性とその対処方法を見ていきましょう。

## 2　ケーススタディ：不合理な脳劇場

不合理な特性①
**脅威の自動判定**

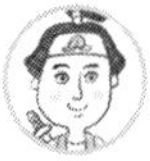

脅威と報酬の自動判定は、ブレインくんの得意技。脅威を見つけたら、闘争状態に入るか、早く逃げるか固まって身の安全を確保する。そんなブレインくんによる脅威の自動判定の様子を見てみよう。

**Before**

桃田社長がオフィスへの帰り道、取引先最大手であるオニシマ社の社長から電話を受ける。

**オニシマ社長**　桃田くん、ちょっといいかな。今回の君のところとジョイントで提案することになっているAプロジェクト、おたくの猿岡くんが担当らしいのだけど、約束の提案書が期限過ぎても出てこなくて困っているとうちの担当から相談があったんだよ。これ、早急になんとかしてくれないかな。

**桃田**　え！　そうなんですか？　申し訳ありません！　今すぐ猿岡に確認してみます。（まったく、猿岡くん、どういうつもりなんだ……まじ、勘弁してくれよ）

　桃田社長は急ぎ足でオフィスに戻り、そのまま猿岡さんに話し始める。

**桃田**　猿岡くん！　Aプロジェクトの提案書、まだ出してないんだって？　さっき、オニシマの社長から電話があって、社内で問題になっているって言われたよ。

**猿岡**　は、はい。これなんですが、ちょっと、その、自分では書ききれなくて。ちょっと申し訳ないんですが……今まだ提出できてないです……。

**桃田**　えー、そうなの？　それひどくない？　なんで相談しないの？　それに遅れるなら遅れるで先方に連絡するとか、方法あると思うけど？　どうなの？

**猿岡**　す、すみません……でも桃田社長、いつも忙しそうでしたし、相談できる雰囲気でもなく。

**桃田**　いやいや、「忙しそう」というのは理由にならないし。

**猿岡**　そ、そうは言いますが……現場は現場で、次々に仕事が振られてチームみんな疲弊してますし、相談しようにも桃田社長はいつだって「今、忙しいから」って、言うじゃないですか。

**桃田**　え？　チームみんな疲弊してるって、それ、君の勝手な作り話じゃないの？

**猿岡**　作り話なんかじゃないですよ。桃田社長が上司として十分なサポートをしてくれないまま、次から次へと案件を無茶振りしてくるって声、あちこちで聞きますから！

オニシマ社長から注意された桃田社長のブレインくんは、突然の予想しなかった出来事に対し、脅威信号を発動。その後の部下猿岡さんとの会話の前にどう対処すべきかに対して落ち着いて理性を働かせることができず、猿岡さんに対し情動モードからの叱責・闘争状態に入ってしまった。それではこの残念なシーケンスから望ましいシーケンスに変える方法を雉野さんと考えてみよう。

**フジイ**　こういうことは僕にもよくあるんだけど、これを望ましいものに変えるポイントはどこだろう？

**雉野**　まず、桃田社長はオニシマ社長に猿岡さんの不作為のせいで怒られて、自分の地位が傷つけられて怒りを感じたわけです。その怒りが生じた闘争状態のままに猿岡さんに対応を求めたところ、日頃から桃田社長を脅威と見なしていた猿岡さんのブレインくんが急な叱責を受けて、さらに防衛状態に入ってしまったんですね。

**フジイ**　なるほど。

**雉野**　そうなってしまうと、実際には自分しかそう思っていないとしても「みんな疲弊している」などのバンドワゴン的（みんな○○○という括り方）な表現や、最近の事柄だけを取り上げて「いつも忙しいと言う」といった、思い出しやすい言葉を使って自己防御を始めたんです。これはヒューリスティック・バイアスとも言われます。

**フジイ**　そうなるとお互い情動のぶつかり合いになっちゃうね。

**雉野**　そうなんですよ。こうした争いを避けるには、以下のような考え方をすることが有効になります。

①　自分が不快な状態にある時は、ブレインくんが情動モードに陥っているということを意識すること。不快な状態を認識したら、まずブレインくんのモードを理性モードに切り替え、自動運転ではなく、手動運転で制御できる状態に変えましょう。部下の猿岡さんに注意するにはどういう言い方だったら、相手のブレインくんに効果的に伝わるのか、感情のままに注意するのではなく、理性的に作戦を立ててから会

話を進めましょう。

②もしも摩擦が生じてしまったら、「これは猿岡さんのブレインくんが、僕に脅威を感じて言ってるんだな」と考え、どうすれば猿岡さんのブレインくんの脅威を取り除いてそれをうまくコントロールできるのかを考えるのが得策。桃田社長が許せない猿岡さんの言動は別人格たる猿岡ブレインの仕業だし、桃田社長が怒りをエスカレートさせてしまうのも桃田ブレインの仕業だと俯瞰して考えることが大事。

③上司と部下の関係は、どうしても部下が上司を脅威に思ってしまいがち。部下が感じる脅威のドライバーはなにか、地位なのか、自律性の喪失なのか、相手のタイプに応じて対応してみましょう。

ではここで、改善シーンを見てみよう。

**After**

桃田社長、取引先最大手であるオニシマ社の社長から電話を受ける。

**オニシマ社長**　桃田くん、ちょっといいかな。今回の君のところとジョイントで提案することになっているAプロジェクト、おたくの猿岡くんが担当らしいのだけど、約束の提案書が期限過ぎても出てこなくて困っているとうちの担当から相談があったんだよ。これ、早急になんとかしてくれないかな。

**桃田**　え！　そうなんですか？　申し訳ありません！　今すぐ猿岡に確認してみます。

（まったく猿岡くん、どういうつもりなんだ……いやいや、待てよ、猿岡くんにもなにか理由があってのことかもしれないな。一方的に、怒って問いただしたら、あいつキレやすいから、最悪、提案書の提出がさらに遅れてしまうかもしれんな。よし、ここは戦略的にいってみよう）

桃田社長はまずは気を落ち着かせようと、ビルの外のカフェでコーヒーを2杯テイクアウトし、オフィスに戻り、猿岡さんにコーヒーを渡しながら話し始めた。

**桃田**　猿岡くんお疲れ様。よかったらコーヒーでも飲まない？　ところでさ、A社の提案書だけど、先方の反応どうだった？

桃田社長は先方から苦情が入った事実は伏せ、猿岡さんの口から状況を聞き出すことにした。

**猿岡**　えっと、は、はい。実は、その提案書なんですが、まだ提出できてなくて、その……。

**桃田**　お、そうなの？　それは大変だな。なにが問題なんだい？

**猿岡**　いや、問題というかその、今回のテーマについて、悩みに悩んだのですが、まったくアイディアが出てこないまま、締切が……その締切が来てしまいまして。

**桃田**　そうか……とはいえ、先方も困っているだろうから、まずは先方に遅れたお詫びを入れて、このあと俺といっしょにできるところまで書き出して、ラフでもいいから、先方に送ってみよう。先方が怒ってキャンセルするなら、その時はいっしょに謝罪に行くってことで俺も腹くくるから。

**猿岡**　も、桃田社長。社長はこんなに忙しいのに、僕のために……申し訳ないです。すぐにそこの会議室を押さえて、とりあえず今できている資料を共有させてもらいます！

**桃田**　よし、わかった。猿岡くん、まずは俺からA社のほうにお詫びの連絡を入れるから、君もいっしょにいてくれ。

**猿岡**　わかりました。申し訳ないです。助けてくださってありがとうございます。

**フジイ**　よしよし、うまくいったな。

**雉野**　はい、桃田社長が自分のブレインくんと猿岡さんのブレインくんを俯瞰することでうまくいきましたよね。

## 不合理な特性②
## 予想誤差警報

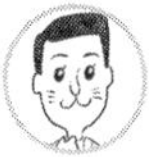

脳は周りの状況がどのように変化するかを常に予想しており、予想と異なる現実との差分をモニターし、誤差を修正し続けている。予想誤差が小さい場合は軽度の修正で済むが、ほぼ確実だと思っていたことが起きないとそれにまつわる誤差修正コストが大きくなり、修正作業のために認知コストが高まる。つまり、予想の期待値が高ければ高いほど強い予想誤差警報が発生し、ブレインくんが高負荷になるので不快が生じがちになる。

そんなブレインくんの様子を、タクシーでの犬井さんの会話の中に見てみよう。

**Before**

タクシーに乗り込む犬井さん。

**犬井**　六本木ヒルズまで。森美術館が入っているタワーの駐車場、車寄せで下ろして。

**タクシー運転手**　すみません、私、新人なもので。森美術館のタワーの名前を伺ってもいいでしょうか？

**犬井**　えー、知らないの？　六本木ヒルズはわかってるんだよね？　ナビに入れればいいでしょ！

**タクシー運転手**　は、はい。少々お待ちください。

（カーナビを操作するも、操作に手間取る運転手）

**犬井**　ちょっとー、すみません、僕、急いでいるんだけどさ。じゃあもう、近くまで行ったら説明するから、とりあえず車出してくれませんかね！　なんで金払って俺が道教えないとだめなんだよ。

**タクシー運転手**　す、すみません……。

**フジイ**　恥ずかしながら、僕もこれに似た感じでイラッとすることあるなぁ。

**雉野**　ですよね。期待値が明確だとギャップが大きく感じますよね。このケースでは、犬井さんは、タクシーの運転手は道を知っているものと思い込んでいた。六本木ヒルズを知らないタクシー運転手がいるなんて思わずに。知っていて当然のことを知らないこと、つまり想定したことと事実が異なるという予想誤差を知らせる警報が発生しただけなのに、ブレインくんは反射的にそれを不快信号として受け取って言動に表れたわけです。

**フジイ**　スーパーやコンビニの店頭でも、店員さんがちょっとでも手間取るとイライラして怒鳴ってるお客さんを見かけるけど、それも同じ予想誤差警報に基づく構造だよね。

**雉野**　そうですね。まったく同じ構造です。合理的に考えるならば、そこに怒りや不快を感じる理由はないのですが、ブレインくんにとってはネガティブな出来事なんですね。

**フジイ**　つまり、このブレインくんの「違う違う！　違うんだよ、もう！　腹が立つ」という声に、うっかり乗らず、「なるほど、この人は自分の想定するものは持ち合わせてないのだな」「この人はこの辺のことを知らないんだな」と、自分の期待とのギャップだけを冷静に把握し、行動を修正すればいいんだね。

**雅野**　そういうことです。こうした、ブレインくんの「違う違う」という予想誤差を伝えるだけの信号を、危険を示すもの、不快や恐怖を示すものとして受け取って暮らしていくと、日々はイライラに溢れてしまいます。怒りっぽい人、クレーマー気質の人などを観察していると、実にどうでもいいことで日々怒っています。そうした怒りやイライラは、実はブレインくんの予想誤差警報が引き起こしているのではないかと考えて、客観的に自分の怒りを観察してみると、ブレインくんの「予想誤差警報」による見当違いの無駄なイライラは、劇的に消えていきます。

**フジイ**　無意識にイラッとしたら、自分のブレインくんに「予想誤差警報了解。予想と違ってるんだね。ＯＫ！」って感じで声をかけてみればよいのかも。すぐにイライラするブレインくんの姿を見知らぬ人に吠え続ける犬のイメージに重ねてみると、落ち着いて対処できそうだね。

**雅野**　そうですね。もう1つ、予想誤差警報を感じなくする方法があります。フジイ先生は、グーグルマップなどでズームイン・ズームアウトの操作をしたことがありますよね。建物が見えるくらいの縮尺から、日本が全部見えるくらいまでズームアウトしてみたら、新しくできた道路など、町の詳細が見えなくなりますよね。対象物からズームアウトして俯瞰してみる。この視点距離を変えるズームアウトの技を使うと誤差が見えなくなってイライラすることが減りますよ。

**フジイ**　じゃあ、僕も今度ブレインくんの警報音が聞こえてきたら、目を閉じて深呼吸と共に対象物が見えなくなるくらいズームアウトしてみるよ。

ではここで、改善シーンを見てみよう。

**After**

タクシーに乗り込む犬井さん。

**犬井**　六本木ヒルズまで。森美術館が入っているタワーの駐車場、車寄せで下ろして。

**タクシー運転手**　すみません、私、新人なもので。森美術館のタワーの名前を伺ってもいいでしょうか？

**犬井**　えー、知らないの？　六本木ヒルズはわかってるんだよね？　じゃ、とりあえずナビ入れてもらっていいですか？

**タクシー運転手**　は、はい。少々お待ちください。

（カーナビを操作するも、手間取る）

**犬井**　（うーむ、これじゃあ遅刻しちゃうよ。うわ、その要領得ない手つきもイライラするー……って、あ、そうだ。この間、雉野さんに教わったんだ。イラつかないコツ。目を閉じて、深呼吸して、ぐーーーーっと、この場からズームアウトして、あの運転手さんも、このタクシーも、ヒルズの屋上に登ったくらいズームアウトしてと。このタクシー探してみると、見えない。そう、見えないよね。そのくらいどうでもいいことなんだよね。怒っても怒らなくても、30秒変わるかどうかの話にイライラしてちゃダメだわ、俺。自分だって今の仕事を始めた頃はなにもわからなかったもんな）

**犬井**　運転手さん、それじゃこの先は僕が誘導しますんで、まず真っすぐ行ってから2つ目の信号を左折してください。

**タクシー運転手**　かしこまりました。本当にお手数をおかけして、すみません。

**犬井**　ぜんぜんいいですよ。

∞∞∞∞∞∞∞∞∞∞

**フジイ**　よしよし、犬井くん、うまいことやったね。

**雉野**　ええ、ズームアウトが有効でした。

## 不合理な特性③
## ゼロイチ思考――正義

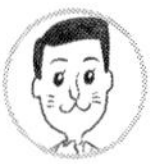
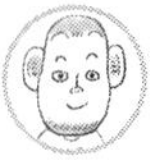

ゼロイチ思考のブレインくんの正義心は本人がとても気づきにくい不合理な特性の１つ。ブレインくんは正義心に溢れるいいやつだ、なんて偽善的なブレインくんに誤魔化されてはいけない。「弱きを助け強きを挫く」といった勧善懲悪の呼びかけも、ベースはブレインくんのゼロかイチ、白か黒かで二分する省エネ志向からきている。

なぜ、ゼロイチが省エネなのか？　それはコンピューターの原理を考えるとわかりやすいかもしれない。今や人工知能による自動処理や８Ｋなどの高解像度なデータが身近になりつつあるが、それらもまたゼロかイチかのビットで表現されている。70年代初期のコンピューターではプログラムは紙に穴をあけ、０と１のパンチ式で記述されていた。そして今もなおプログラムのすべてが０と１で記述されている。

情報量が増えると、それに伴って行わなければいけない情報処理量が格段に増えていく。たとえば、善か悪かの判断が０と１の１ビットで表現されていれば物事の判断はとても簡単だが、善と悪の間に１０２４段階の違いがあるとするとその脳内表現には10ビット必要で、ブレインくんはとっさの善悪の判断に困ることになる。

ヒーロードラマが子どもの人気コンテンツであることや、政治で仮想敵を作ることや、戦争プロパガンダを見ても、0か1かの勧善懲悪ストーリーは聴衆のブレインくんの思考コストを使わずに、効率よくファンや味方を作っていることがわかる。

そんな物事を単純化しがちなブレインくんの「ゼロイチ思考――正義心」の様子をドンブラソフト社で見てみよう。

**Before**

月曜9時40分。始業から10分遅れで、猫本さんからチームメンバー全員宛てにメールが届く。


お疲れさまです。

すみません、本日、体調が悪いので、欠勤させていただきます。

猫本

**犬井**　なんだー、猫本さん、また体調不良か。これだから女子はあてにならないんだよな。
**猿岡**　犬井さん、そういう言い方って問題なんじゃないんですかね？　完全にセクハラ発言ですよ。
**犬井**　え？　そんなつもりないし、ぜんぜん悪意ないし。
**猿岡**　セクハラは本人に悪意があったかどうかではなく、言われた側がどう感じるかですから。大体、今どき女子とかで大きく括って、ダメだみたいに言うのはアウトですよ。
**犬井**　なんで後輩のおまえにそんなこと言われなきゃなんないんだよ。当事者でもないおまえにそんなふうに言われること自体、俺も逆に心外だし、先輩に対してそういう口の利き方をすること自体、ハラスメントみたいなもんだよ。
**猿岡**　信じられない……。
（ノートPCを閉じて、席を立つ）
（同じチームとしていっしょにいることが恥ずかしいよ。男女の性別で良いとか悪いとか、どれだけ時代錯誤なんだ。こんな人といっしょに仕事なんかできないよ）

**フジイ**　正義感の強い猿岡さんは、先輩でもある犬井さんの言動に対し、ゼロイチ思考で拙速にダメという判断をしたけど、それが犬井さんの反感を招いて、２人とも情動モードになり、雰囲気が悪くなりましたね。

**雉野**　犬井さんの失言に対する猿岡さんの拙速なダメ出しは、他者のミスや不調が状況や文脈によるものではなく、その人の性質そのものだと思ってしまう認知バイアス「帰属の誤り」で引き起こされたものですね。このようなバイアスは、相手と相手のブレインくんを一体にして考えてしまうことが原因なんです。

**フジイ**　ここでは、ブレインくんが物事を単純化してゼロかイチかで捉えてしまうという問題と、犬井さんと犬井ブレインくんを一体にしてダメだと評価してしまう問題が混ざっているってこと？

**雉野**　そうです。ブレインくんを別人格化するというのは、自分のブレインくんに対してだけじゃなくて、他人のブレインくんも別人格化することが大事です。それによって、お互いの不合理な特性を客観化できるようになります。正義は一見美しいもののように見えるのでそれに従うと迷いがなくて気持ちいいのですが、それに従って発せられる正義の言葉を受ける側が、同じようにゼロかイチかの善悪で反発すると衝突が避けられません。

**フジイ**　犬井さん側に立てば「今日が締切の猫本さん業務も犬井さんがバックアップしなくちゃいけないし、そういう気持ちになるのも仕方ない。とはいえ、セクハラ・パワハラなどモラルが特に問われる管理職としては言葉に気をつけたほうがいいかもね」くらいのファジーな気持ちに留めれば、今回のような衝突も避けられたってことですよね。

**雉野**　正義のゼロイチ思考で、対象を悪と感じ批判の言葉を投げかけたくなったら、ひと呼吸置いて対象者の気持ちになって、どういう文脈でなぜそういう言動がなされたのかを考えるといいですね。ここでもひと呼吸置くところでズームアウトが有効です。また単純なブレインくんの正義の気持ちに影響を受けないようにするには、日頃から世代や職業など、自分とは違う視点や嗜好を持つ他者と触れ合って、多様性に寛容になることも重要ですね。

ではここで、改善シーンを見てみよう。

**After**

**犬井**　なんだー、猫本さん、また体調不良か。これだから女子はあてにならないよな。—

**猿岡**　（犬井さん、そういう言い方ってアウトだよな。完全にセクハラ発言だし。あ、やべこれ、僕の正義癖？　雉野さんに指摘されたアレだな。でも、まじで不快なんだよな、あの人のこういう低モラル発言。いやでもな、確かに犬井さんの立場になってみたら、猫本ちゃんが今日提出する予定になってた検証報告書、あれ、犬井さんがバックアップ担当になってたから、ま、仕方ないのかな。というか、まあまあ可哀想なんだよな、犬井さんも）

犬井さん、ま、お気持ちはわかるんですけど、今どき、「女子は」なんて発言してると逆に炎上しちゃったりするんで、気をつけたほうが、よくないすか？

**犬井**　え？　そんなつもりないし、ぜんぜん悪意ないんだけど……そっか、確かにこの間も似たような理由で辞任している役員いたよな。うん、確かにそれ、正しいかも。

**猿岡**　セクハラは本人に悪意があったかどうかではなく、言われた側がどう感じるか、ですからね。うちの彼女もよくそういう発言してますけど、ま、いろんな視点がありますからね。

**犬井**　後輩のおまえにそんなこと、教えてもらうとか、なんかおまえ、成長したよな。ハハハ。

**猿岡**　ですね！　僕の今があるのは、先輩のおかげですよ、ってね。

8888888888888

**フジイ**　猿岡さん、結構綱渡りな感じだけどうまくやったね。

**雅野**　はい、猿岡さん、いい調子ですね。

### 不合理な特性④
## ゼロイチ思考――完璧主義

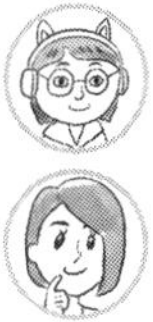

　自分で作る不合理なパラドックス。その中の１つ、自分や他者を不合理な状況に置く「ねばならない思考」は難しい問題だ。文脈に応じた相対的な評価は脳にとって高負荷なため、「相対的にこうであれば望ましい」と考えるよりも「必ず成功しなければいけない」「１つでも間違ったら、終わりだ」など脳がゼロイチのどちらかに落とし込もうとすることで、完璧主義にありがちな不合理な思考に悩まされる。実現の可能性が低い１００点を目指し、１００点以外は０点になるというゼロイチ思考、これも認知の歪みの結果だ。この解決には絶対的な評価に落とし込むのではなく、評価を相対的なものに変化させる努

力をする必要がある。認知バイアスの1つである「確証バイアス」に陥ると、人は「絶対に」「完全に」「ありえない」「最悪」などの、ゼロイチワードを発しがちだ。そんなブレインくんの暗躍からくる、ゼロイチワードに耳を傾けてみよう。

**Before**

**猫本**　うぅ、ありえない。最悪。私、完全に終わってるわ……。

**雉野**　猫本さん、どうしたの？

**猫本**　あ、雉野さん。この間、納品したオニシマ社のアプリ、エラー報告があって。

（雉野さんにスマホを見せながら）

　この選択をした人がキャンセルを押すと、アプリが落ちるということで。1つ処理漏れがあったんですよね、まじで信じられないです。私、絶対にエンジニア失格なんだと思います。というかほんと終わってます。

**雉野**　そっか、でもそれってそこそこレアなケースだと思うけど、そんなにひどいクレームだったの？

**猫本**　オニシマ社長からはありえないエラーだ、としか聞いてないです。

**雉野**　「ありえないエラー」って言われても、よくわからないけど。まあ、ちょっと開発部長に状況、訊いてみようよ。だいじょうぶだよ、そんなに落ち込まなくたって。
雅野さんに背中を擦《さす》られて、こくりとうなずく猫本さん。

8　8　8　8　8　8　8　8　8　8　8　8

**フジイ**　猫本さん随分ガッカリしてますね。

**雅野**　はい。この時は、私もちょっとうまくやれなかったので反省してます。猫本さんみたいな完璧主義者のゼロイチ思考を避けるには、成功ラインを100点ではなく70点あたりでイメージして、具体的になにかがダメでもほかが良ければトータルで合格点とする、というように、解像度を上げてイメージしてもらうといいんですよね。

**フジイ**　なるほど、そうすると、一部がダメだから全部ダメだとするのではなく、一部、望ましくない部分もあったけど、○○○はできていたし、100点中75点かなみたいな感じに自己を振り返ることで肯定的な気持ちを維持できるし、それによって心穏やかに過ごすことができるってことですね。

**雅野**　世の中、すべて自分の思い通りにはいかないですからね。その時その時で想定外のことも起こりうる、ということをあらかじめ想定に入れて、70点取れれば合格点くらいの緩やかな気持ちを持っていれば、自分にも他人にも優しく生きていけますよね。

ではここで、改善シーンを見てみよう。

**After**

**猫本**　うぅ、ありえない。最悪。私、完全に終わってるわ……。

**雉野**　猫本さん、どうしたの？

**猫本**　あ、雉野さん。この間、納品したオニシマ社のアプリ、エラー報告があって。

（雉野さんにスマホを見せながら）

この選択をした人がキャンセルを押すと、アプリが落ちるということで。1つ処理漏れがあったんですよね、まじで信じられないです。私、エンジニア失格なんだと思います。というかほんと終わってます。

**雉野**　そっか、でもそれってそこそこレアなケースだと思うけど、そんなにひどいクレームだったの？

**猫本**　オニシマ社長からはありえないエラーだ、としか聞いてないです。

**雉野**　ちなみに、そのシナリオで、アプリ落ちって、どのくらいの確率で起こると考えられる？　この画面に来る人の確率が、2〜3％程度だとして、このチェックボックスを選択した状態で、キャンセルボタンを押すのは……10人に1人としたら0・2〜0・3％ってところ？

**猫本**　確かに、そのくらいかも。

**雉野**　で、アプリ改修から再リリースまでの日程は？

**猫本**　開発チームからは明後日には、本番リリースと聞いてます。

**雉野**　じゃあ、発生確率0・2〜0・3％くらいのバグがあと2日世の中に出ている、そのくらいの「終わってる感」ってことね。そんなに大したことないって。

**猫本**　確かに、なんか希望の光が差してきました！　雉野さん、ありがとうございます！

８８８８８８８８８８８

**フジイ**　なにも状況は変わってないのに猫本さん明るくなりましたね。

**雉野**　はい、問題の規模や善後策が明確になれば、無駄に落ち込んだり、不安にならなくても済むんですね。不安は未来が見通せないことから生まれますから。

不合理な特性⑤
## 他者との関係における我慢

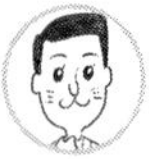

変化が嫌いなブレインくんは置かれた状況に対して、自分の意見を口に出すことで状況を変えたり、それによって攻撃の対象になってしまうことを避けようとする。我慢とは恐らくそうした脅威からの防御行為として生まれた技なのかもしれない。戦時中や昔の日本では統治する側の都合で我慢は美徳だったのかもしれないが、自分の意見を伝えることなく我慢してしまうことは、現代のビジネスシーンでは評価されない。

また、理不尽で不合理な要求を押し付ける取引先や上司との関係性においても、我慢してしまうことで、相手に熟考や受容、議論を促すべき機会を与えず、一方的なパワープレイを助長してしまうことにもなる。発言することで生まれる議論や調整の機会を活かすには、私たちは我慢することなく、自分の意見を正確に闊達に伝える術を身につけるべきだ。ドンブラソフトの会議室にも我慢しがちな人が大勢いるようだ。

**Before**

―ドンブラソフトの大口取引先であるチカラ商事の調達部長から、承認されたいタイ―

プの犬井さんに電話がかかってきた。

**犬井**　はい、ドンブラソフトの犬井です。

**チカラ商事**　あー、もしもし、犬井くん？　今月末に入荷予定の新モデルが遅延しているってどういうことよ？　これ、お宅のほうでも一押しってことで、来月からキャンペーンも組んで大々的に販売していくという話だったよね？　それが突然メーカー都合で入荷不可とか、今さらありえないし、絶対に容認できないですよ。これ、どうするつもりなんですか？

**犬井**　はっ、はい……。申し訳ありません。メーカー側も部品の調達が原因で、今回の遅延はなんともしがたいとのことで。

**チカラ商事**　そんな言い訳はユーザーには通用しないんだよ。

**犬井**　申し訳ありません。

**チカラ商事**　とりあえず、ユーザーにはメーカー都合での遅延ということで連絡するから、遅延のお詫びに関するレターを今すぐ用意すること！　それから本件によるクレームについては、すべてそちらで対応ということで、ユーザーからのキャンセル分はきっちり請求するから！

**犬井**　え、あ、それは私の判断ではなんとも……。

**チカラ商事**　じゃあ、上司と相談するでもなんでもいいから、30分以内に誠意ある対応をきちんと示してくださいよっ！
**犬井**　は、はい……。
（ガチャン！　ツーツーツー。乱暴に電話が切れる）

∞∞∞∞∞∞∞∞∞∞

**フジイ**　犬井さん、言われっぱなしですね。こういう相手に建設的な対応ってできるんですか？
**雉野**　本来であれば自分たちのミスじゃないので、取引先のチカラ商事と建設的な対応策を相談すべきところですよね。どんな相手でも、まずは整然と事実を伝え、望ましくない状況にあったとしても取りうるべき手段や対策はあるのか、すべての可能性を踏まえて相手ときちんと相談するのが望ましいのですが、こうやって他者との関係性において我慢することもまた、ブレインくんの癖なんですよね。この我慢の殻を割って、自分の意見を述べること、反論すること、質問することは、ブレインくんにとっては多大なエネルギーを消費しますが、社会生活においてとても大事なことだと思います。

**フジイ**　確かに、そうしたチャレンジを怠ったり、我慢していては、自分や自社にとっての改善策や免責、有益な対応策の相談もできなくなり、さらなる損害の拡大を招いてしまうかもしれませんね。

**雉野**　そうなんです。ブレインくんは社会的な圧力に対して我慢しがちなのですが、声の大きさだけで物事が決まってしまっては、合理的な判断や対応はできません。もし「我慢の圧力」を察知したならば、その我慢が本当に自分にとって、相手にとって、属するコミュニティにとって、よいことなのか考えることが大事ですね。

**フジイ**　常に「この我慢、この我慢は誰のため？」というのをブレインくんに問い続けて、上手に我慢の圧力と付き合うのがいいですね。

ではここで、改善シーンを見てみよう。

**After**

ドンブラソフトの大口取引先であるチカラ商事の調達部長から、承認されたいタイプの犬井さんに電話がかかってきた。

**犬井**　はい、ドンブラソフトの犬井です。

**チカラ商事**　あー、もしもし、犬井くん？　今月末に入荷予定の新モデルが遅延しているってどういうことよ？　これ、お宅のほうでも一押しってことで、来月からキャンペーンも組んで大々的に販売していくという話だったよね？　それが突然メーカー都合で入荷不可とか、今さらありえないし、絶対に容認できないですよ。これ、どうするつもりなんですか？

**犬井**　はっ、はい……。申し訳ありません。メーカー側も部品の調達が原因で、今回の遅延はなんとももしがたいとのことで。

**チカラ商事**　そんな言い訳はユーザーには通用しないんだよ。

**犬井**　申し訳ありません。

（うーん、なんだよ、この流れ。ムカつくけど、なにも言わずに我慢してればいいわけ？　……「この我慢、この我慢は誰のため？」そうだよ、雉野さんが言ってたみたいにここでちゃんと発言しなければ、うちは悪くないのにすべてうちのせいにされちゃうぞ。怒鳴られようが、なにされようが、きちんと説明して一発返さないと）

**チカラ商事**　とりあえず、ユーザーにはメーカー都合での遅延ということで連絡するから、遅延のお詫びに関するレターを今すぐ用意すること！　それから本件によるクレームについては、すべてそちらで対応ということで、ユーザーからのキャンセル分

---

はきっちり請求するから！

**犬井**　お言葉ですが、本件について、遅延の原因はあくまでメーカー側に１００％起因することで、こうしたケースでの代理店である弊社の免責については、売買契約の中で合意いただいております。ですから御社のお客様のキャンセル分について、弊社側で補償するということもできかねます。申し訳ありません。

**チカラ商事**　ふん。確かに契約はそうなってるね。じゃあ、キャンセル分の請求についてはいいよ。とにかく、30分以内に誠意ある対応をきちんと示してくださいよ。

**犬井**　はい、すぐに対応策を検討の上、本日19時までにご連絡いたします。30分以内にとはいきませんが、できるだけ速やかにご連絡できるよう努力します。

**チカラ商事**　じゃ、ちゃんとお願いしますよ。では。

（電話、穏やかに切れる）

---

∞∞∞∞∞∞∞∞∞∞∞∞∞

**フジイ**　犬井さん、ちゃんと言い返せたね。

**雉野**　そうですね。また、一つ成長ですね。

不合理な特性⑥
## 指向性

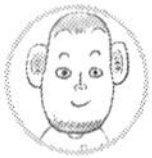
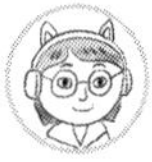

省エネ志向のブレインくんは優れた指向性を持って、エネルギーの消耗を抑えようとしている。すぐ隣で話しているのに、注意を向けていないだけで、話の内容をまったく聞いていなかったり、見えているはずのものが目に入らなかったり。ＰＣの画面のように限られた面積ですら、人が認知する情報は限定的であり、ショッピングサイトなどではセール情報、ポイント倍増の特典、興味をそそる商品にと、注意の争奪戦になっている。そのため企業は高い広告料を払ってインターネット上の広告を使い、ユーザーのＰＣ画面上の小さなスペースを買っている。指向性という特徴はエネルギー効率には優れているものの、本来注意を必要とする場面では不合理な振る舞いを招きがちだ。ではここでまた、ドンブラソフトの２人の会話を聞いてみる。

**Before**

**猿岡**　猫本さん、この企画書の３ページ目、なんで赤になってるんだっけ？

**猫本**　結局、ミーティングの最後、桃田社長が赤で行くってことだったので。

**猿岡**　いやいや、みんなの目の前で社長が確認したよね。赤じゃなくて、紫で行くって。
**猫本**　うーん、そうですかね？　じゃ、私の認識違いかもしれませんが、でも、あの場では赤でしたけどね。
**猿岡**　この間も猫本さん、同じように企画会議で決まった内容と違う内容で勝手に進めてたよね。こういう手戻り、ほんと勘弁してほしいよ。
**猫本**　すいません……。

∞∞∞∞∞∞∞∞∞∞∞∞

**フジイ**　猫本さん、完璧主義なのにこんな単純なミスするんですね。
**雉野**　そうですね。猫本さんは指向性が強いんですよね。一旦なにかが気になったら、それ以外の周りのことに注意を払うのが難しいんですよね。
**フジイ**　余計なことに注意を向けずに一点に集中するっていうのはエネルギー効率上、有効で大事なことだけど。猫本さんのブレインくんの癖なのかな。
**雉野**　はい。集中力はスゴイんですが、その代わり大事なことを見逃しちゃうこともよく起きるんですよね。そういう猫本さんのような人の周りの方は、人は見ているようで見ていないし、聞いているようで聞いていない人もいると理解し、同じ場にいたからといって、同じような体験をし、同じ情報を得ていると期待しないことが大事かもしれません。

**フジイ** でも、それじゃ周りも面倒ですよね。

**雉野** ですね。全員が同じ認識かわからないので、重要なことに関しては確認のステップを1つ入れるとよいのかもしれません。

ではここで、改善シーンを見てみよう。

---

**After**

**猿岡** 猫本さん、この企画書の3ページ目、なんで赤になってるんだっけ?

**猫本** 結局、ミーティングの最後、桃田社長が赤で行くってことだったので。

**猿岡** (「人は見ているようで見ていない、聞いているようで聞いていない」、雉野さんこの間そんなこと言ってたな。そっか、猫本ちゃん、ぜんぜんそこ聞いてなかったんだな。ま、彼女にとってはデザインのことは関係ないしな)

**猿岡** うーん、そっか。じゃ、そこは齟齬があると事故になるので、再確認のメール

---

送っとくよ。

**猫本**　そうですね、それ、たぶんみんな助かります。結局あの時、最後は社長が決めかねているような発言もあって、それでなんとなくぐちゃっとしちゃったんですよね。

**猿岡**　え、そうだったの？　社長。俺そこ、完全に見過ごしてたわ。てっきり、紫に変更になったんだと思ってたけど、それはやっぱり要再確認だな。ありがと。

**フジイ**　実は猿岡さんも怪しかったんですね。

**雉野**　ですね。人の認識とは揺れるもの。常に情報の共有と確認は大事ですね。

## 不合理な特性⑦ 変化嫌い・逆算嫌い

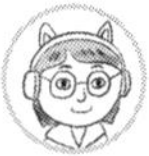
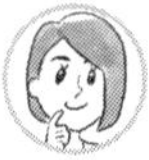

思考によるエネルギー消費が嫌いなブレインくんには、以下のような、未知のものや変化を嫌う認知バイアスがあると言われている。

**現在バイアス：**未知のものは嫌い。わからない将来より、わかっている現状を好み現状維持を目指す。
**不作為バイアス：**問題や着手の先延ばしなど、できない理屈をつけてはなにもしないという選択を好む。
逆算が苦手なのも同じ原理。未来が予測できないから、現状から異なる状態を想像することができずになにもしない。

**Before**

半期面談で来期目標の設定について話している。
**雉野** 猫本さん、来期の目標なんだけど、これだと今の作業の継続でしかないわね。もうちょっとなにを達成したいのか、どうしたら自分が成長できるのか、盛り込んでみるのはどうかしら？
**猫本** うーん、よくわからないんですよね。
**雉野** たとえば、3年後の自分はどうなっていたい？
**猫本** 3年後のことなんてわからないですよ。こんな不景気だし。
**雉野** 猫本さん若いんだし、今後のキャリアとしてどんなことをやりたいとか、アメリカ支社で働くなんて選択肢もあるんだよ。
**猫本** アメリカなんて絶対嫌ですよ。日本で満足だし、将来も現状維持でぜんぜん問題ないんですよね。
**雉野** じゃあ、結婚するまでにこれだけはやっておきたいとか。年をとって仕事を辞めた時に、やっとけばよかったたって、後悔しそうなことはないの？
**猫本** うーん、現状維持でぜんぜん幸せなんですよね。人生逆算するほど、生き急ぐことないし、今が幸せならそれが一番ですよ。

∞∞∞∞∞∞∞∞∞∞∞∞

**フジイ** 未来像を描けない人、将来の目標設定が苦手な人、逆算できない人というのは、身近にたくさんいますね。
**雉野** 猫本さんに限らないですね。現在の暮らしや自分のポジションに十分満足できているわけじゃないけど、現状からの変化は望まない。数年後の未来や人生の終わりを意識して逆算したりすることができない人は多いです。
**フジイ** わからないと言われて、もう少しちゃんと考えてみてよと言うと「そんな先のことはわからない」「その時にならないと、わからない」って逆に怒られることすらあるよな。

**雉野**　変化を選択すること、未来を想像すること、そして未来から逆算することは、現状を維持するよりもずっとエネルギーを消耗しますからね。[*5] わからない将来より、わかっている現状を好む「現在バイアス」や、先延ばしの原因でもある、なにもしないという選択を好む「不作為バイアス」はブレインくんの特性ですね。

**フジイ**　そういうバイアスは、生きていく上でさほどマイナスじゃないけど、逆算できたり未来のことが考えられたり、変化に柔軟な人と、そうでない人を比べるならば、前者のほうができることの幅があり、選択肢も増えるよね。実は僕もそういうのが苦手なんだな。

**雉野**　ゴールを設定して逆算しつつ未来を予測できれば不測の事態にも柔軟に対応でき、精神的にも安定したレジリエンスのある生き方が望めますよね。フジイ先生も挑戦してみたらどうでしょうか？　ふふ。

**フジイ**　そうだな。でもそれってすごく頭を使うし疲れるんだよね。

**雉野**　ええ。未来を想像する、逆算する、変化まで含めて構造を設計するのは本当に大変ですね。

**フジイ**　だから、それができる人は少ないんだな。

**雉野**　はい。新しい構造をゼロから作れる、未来のあるべき姿から逆算して準備ができる人材は、今も昔も少数です。しかしそういう人材こそがいつの時代にも求められ、後世に功績を残していくのですから、そういう思考方法を当たり前にし、社会全体で育んでいくことが必要だと思います。面倒くさがりなブレインくんに流されず、機会があればぜひ自分から望んで、少し先でいいから未来の自分の姿を描いてみる、そこから逆算で手順や状況を想像してみてはいかがでしょうか。

ではここで、改善シーンを見てみよう。

**After**

半期面談で来期目標の設定について話している。

**雉野**　猫本さん、来期の目標なんだけど、これだと今の作業の継続でしかないわね。もうちょっとなにを達成したいのか、どうしたら自分が成長できるのか、盛り込んでみるのはどうかしら？

＊5　39頁＊1同。

**猫本**　うーん、よくわからないんですよね。

**雑野**　たとえば、3年後の自分はどうなっていたい？

**猫本**　3年後のことなんてわからないですよ。こんな不景気だし。

**雑野**　なるほど、今に満足しているし、現状維持こそ幸せってことかな。オッケー。じゃあ、逆に私の話を聞いてくれる？　私、今、41歳じゃない？　そこそこ今の境涯にも満足しているんだけど、私が猫本さんくらいの頃、やっておけばよかったな、という心残りがあるのよね。社会人5年目の頃、当時勤めていた会社から、ニューヨークの子会社に行かないかって言われたんだけど、私、英語もろくにできないし、知らない国で友だちができるかもわからなかったし、その時に付き合ってた彼氏から反対されて、結局、断っちゃったんだよね。あの時にニューヨークに行ってたら、あの会社、その後、上場もしたし、きっと今と違う仕事してたよな、って思うのよね。それで、猫本さんにもそういうチャンスがあったらチャレンジしてほしいし、今から10年後くらいの自分をイメージしてキャリア積んでくれたらいいな、って思うの。

**猫本**　雑野さん、ありがとうございます。そうだったんですね。

**雑野**　うん。ちなみに猫本さん、仕事に関連する好きなキーワードを3つ挙げるとしたら、なに？

**猫本**　バックエンドエンジニア、チーム開発、リモートワーク？
**雉野**　うん、ありがと。じゃあ、来期目標に戻るけど、今のポジションの先はシニア・バックエンドエンジニアを目指しているってことだよね？　だとしたら、そのための必要要件ってなんだろ？　仮に1年後にシニア・バックエンドエンジニアになりたいとする。その1年後から遡って、四半期ごとの目標を設定してみようか？　あと、うちのチームのリモートワーク環境の推進隊長もやってみようよ。ずっと猫本さんがリモートワークで活躍できるように。
**猫本**　うぅぅぅ、雉野さん、女神です。私、今まで、今がよければそれでいいって、ずっと思ってきたんですけど、半年先でもいいから未来からの視点も持ってみようかな、って気になりました。

∞∞∞∞∞∞∞∞∞∞∞∞

**フジイ**　猫本さん、1年先の目標を設定しただけで、どんどん間が埋まっていった！
**雉野**　そうなんですよ。1つゴールを設定したら、間を埋めるのはそんなに難しくないんです。

不合理な特性⑧
## 課題の再設定嫌い

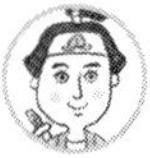
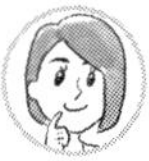

「自己ハーディング」という認知バイアスが知られている。人は一度決めたことを覆して、再設定することを嫌う。私たちの認知バイアスの多くは、大雑把に言うと、マンモスと暮らしていたような狩猟時代と変わっていないのかもしれない。その時代に戻って考えてみよう。

「よし、みんな。今日は狩りに出かけるぞ」

「おー!!」

6時間かけて獲物を探し、ようやくマンモスを見つけた。

「マンモスだ、みんなかかれー!」

とリーダーが声をかけたところで、誰かが割って入る。

「リーダー、待ってください！　このまま総当たりしたら、やられてしまいますよ。まずはあの洞穴にゆっくりと追い込んで、そこで翌日マンモスが出てきたところに木に登ったものたちが石を投げつける。これなら……」

「そんなまどろっこしいことをしていたら、獲物が逃げてしまうじゃないか！　うまくいかなかったらまたあとで考えればいいんじゃ。どけどけっ！」と、こんな感じで戦略的にじっくりと策を練り直したり、課題を再設定する余裕はなかったのではないか？　残されたエネルギーのすべてを獲物を捕らえることにかけたい、そんな感じで体当たりな生活をしていたように想像する。

果たして、現代の私たちの暮らしの中でも、「私たちはなんのためにこれをやっているんだろう？」ということは実に多い。特に業務の形骸化というどこの組織にもありがちな状況は、解決すべき課題と解決策を設定した当時は有効だったものの、時の流れと共にその意義が薄れ、解決・改善も期待できないのに業務だけが残り、業務が増え続け、社員が疲弊するということは実によく聞く話だ。

目的が不明瞭であったり、解決すべき課題と施策がリンクしていないのでは、と思ったら、「もっと早くやる」「もっと多く投入する」などの量やスピード、やり方といった、変数を変えてみるだけではなく、課題の設定自体が間違っていないか、ぜひ立ち止まり、一段階でも二段階でも上に登って状況を俯瞰し、今の本当の課題を見極めてみよう。

ただし、それがよい実践方法だと理解できたとしても、問題はみんなのブレインくんの不作為癖である。「ああ、問題はわかっているさ。でもそれを俯瞰することも、立ち止まって課題を再設定するなんてことも、とんでもなくエネルギーを使うんですよ。だったら、いいじゃないですか、このままの現状維持で。今、一体どんな問題が起こってるっていうんです？　誰も困ってるなんて言ってないじゃないですか」、そんなブレインくんの声が聞こえてこないだろうか。

同様に、将来のリスクに備えた冗長化や逆算、構造的な思考など、ブレインくんは自分にも周りにもそれが必要ないように思わせ、みんなが必要性に気づかないよう、実に巧妙に問題から視線をそらすようなことをする。ブレインくんは実に不作為の塊なのである。

**桃田**　はー、求人広告出して3ヶ月、30万も使ってるけど、ぜんぜん応募ないよね、どうしようかね。広告会社に相談したら、1つ上のプランにすれば、もっと露出もあがって、問い合わせも5倍増えるっていうんだけど。

**雉野**　あの、今さらなこと言うんですけど、そもそも、うちって採用必要なんでしたっけ？

**桃田**　え？　雉野さん、だって、人事部長が採用をもっと進めましょう、ってことで承認してたし、今さらそんなこと言われても。広告費だって投入したのに。

**雉野**　はい、すみません。でも、今回採用を行うことにしたきっかけは、業務量が増えてキャパオーバーになっている人たちがいるということで、人事部長から人材募集の提案があり、私もそのまま承認しました。しかし、あらためてキャパオーバーになっている人と話をしてみたら、なんのためにやっているのかわからない業務がどんどん増えていると、そう話していたんですよね。つまり、新しい業務が増えていく中、従前の業務の中には、やらなくていいもの、形骸化したものもそこそこあるようなんですよ。

**桃田**　なるほど、僕もそういう現場のヒアリングはぜんぜんできていなかったし、人事部長から提案された解決策を疑うことがなかったよ。じゃあ、雉野さんならこの問題、どう解決する？

**雉野**　はい、まずはこの現場が疲弊しているという状況をもう少し、解像度高く把握できるように人事部長といっしょに現場のヒアリングをします。その上で、先ほどの仮説の通り、業務整理を行い、やらなくていい業務、ステップの特定をし、どれだけ作業工数を削減できるのか算出してみます。そして、実際に作業している本人たちに改善策を出してもらうのがいいと思います。

**桃田**　うん、それがいいね。そうしたら、早速、人事部長とそれを進めてみてくれるかな。あと、求人広告はその解決策が決まったところで不要となったら、人事部長のほうでやめてもらおう。

**雅野**　はい、わかりました。また、進捗報告しますね。

最初は今さら！とびっくりした桃田社長ですが、うまく雅野さんの課題再設定の提案に乗って軌道修正することができました。よって、ここでは改善シーンはありません。

## 不合理な特性⑨ 不作為

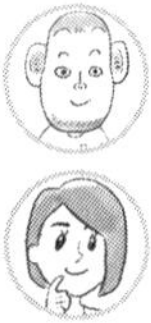

私たちは、やったほうが本当はよいのだけれども、あえてそれに気がつかないふりをして行わない不作為的な行動選択をとることがよくある。特に自分が責任者ではない時に問題を指摘することで物事の処理が面倒くさくなる場合に、それをあえて指摘せずに現状維持が合理的だと判断しがちだ。この不作為こそ、ブレインくんの省エネ志向の最大の不合理な特性の1つなのだが、ブレインくんはそれを修正コストのほうが大変だからなどと、合理化の理屈で隠してしまうのでたちが悪い。

**雅野**　猿岡くん。元気？　なんだか冴えない感じね。なんかあったの？

**猿岡**　ども。いやー、ぜんぜん元気なんですけど、今回のN社案件、そもそものお題設定が的外れで、Z世代へのブランド認知が足りてないからっていきなり「メタバース作るぞ」ってちょっと違うと思うんですけど……そんな話をクライアントに伝えていいものかと。
**雉野**　あら、すごく大事なことじゃない？　今、伝えればN社も軌道修正する余地があるなら、ちゃんと言ったほうがいいんじゃないかしら？
**猿岡**　そうなんですかね？　クライアントにそこまで言っていいのか、結局、黙っているのが正解なんて思ってしまって。今の仕事って、本当にこういうジレンマばっかりなんですよね。自分はこのまま、言いたいことも我慢してジレンマを抱えながら今の仕事を続けていいのか、っていうのも疑問になってきちゃって。ダメですね……僕。
**雉野**　なるほどね。今のようなクライアントの企画ありきの仕事だと、猿岡くんのジレンマもよくわかるわ。まずはさ、企画の中身は置いといて、そもそものお題設定について、猿岡くんがN社に再検討の提案をすることで、どんなメリット・デメリットがあるのか、整理してみるところから始めてみようか。まずメリットは？
**猿岡**　○○○ですかね？　デメリットはもちろん、△△△とかかな。
**雉野**　そうね。提案することのメリット・デメリットを考えることで、提案しないことのデメリットが明確になるでしょ。まるで重力のように、自然とやらない不作為に流れてしまうのは、これは脳が面倒くさがっているだけの認知バイアスなので、やることの合理性が明らかであればそこに打《う》ち克《か》たないとね。

**猿岡**　なるほど、とりあえず、お題設定については先方に話してみます！

**雉野**　ちょっと余談になるかもしれないけど、あと3分だけいい？　今回のようなケースでのＴＩＰＳとして、２つ伝えておくね。

１つ目はこういう時に「自分はどうするべきか」と問わないで、「自分はなにができるか」を問う、というのを覚えておくといいわよ。「するべき」と考えると、義務感から防衛状態になり、広い視野で創造的に考えるのが難しくなるけど「できる」という言葉を使えば、可能性、自主性、選択の感覚を呼び起こせる。「するべき」ことではなく「できる」ことを考えるのがブレインくんを合理的に動かすコツなの。

２つ目は中期的な話。評価面談でも話したけど、自分が将来に向かって前進しているって実感できないと、誰でも迷子になってやる気もなくなっちゃうと思うの。だからたまに未来にタイムスリップして、自分に話しかけるといいよね。「今、なにが一番大事なのか？」「なにを実現したいのか？」。そこをちゃんとテキストに書き出して、たまに思い出すといいよね。

――**猿岡**　合点です！　雉野さん深いですね。すごく勉強になりました！――

**フジイ**　この不作為は僕も気がついたらよくやってる。

**雉野**　ブレインくんの不作為は合理的な判断のふりをしていますから、本当に騙されやすいですね。気がついたら、一旦止まって冷静に判断することが必要です。引き返せるポイントって実は1つじゃなくて、いつでも修正はかけられる、ってことを理解しないとダメですね。

シーンを通じて、自分にも他者にも、それぞれのブレインくんがいると想像して見てみると、きっと新しい発見があるはずだ。他者に怒りを感じたり、不安になったりと、不愉快に思えているそれは「ブレインくんの仕業だ」と心の中で呟けば、自分と相手の喜怒哀楽というものが、脳の指令で体内に分泌された脳内物質のせいだと冷静に実感できるかもしれない。はじめは感情に流されて、そんな余裕はないかもしれないが、毎日の暮らしの中で、このブレインくんを意識していけば、自分のブレインくん、他人のブレインくんたちと、うまくやっていけるようになるはずだ。

ゼロイチ思考

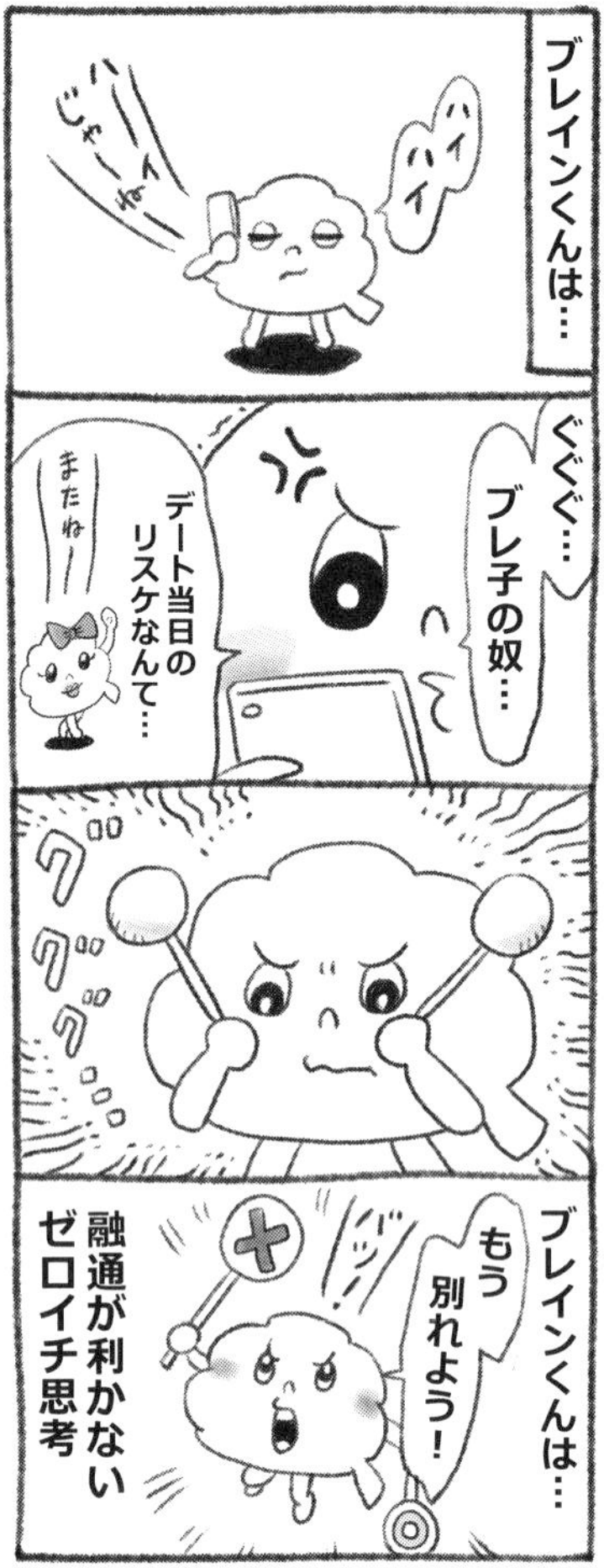
ブレインくんは…
ハイハイ
ハーイ
じゃーねー
ぐぐぐ… ブレ子の奴…
デート当日の リスケなんて…
またね～
ブレインくんは…
もう 別れよう！
バッ
融通が利かない ゼロイチ思考

# IV

# モチベーション

第2章、第3章では脅威が人の振る舞いにどのような不合理を引き起こすかということについて、エピソードを通じて考えてみた。なぜ自分や他者が脅威に対して不合理な振る舞いをするのかについて理解が深まったと思う。ブレインくんが無意識に反応してしまう脅威要因が引き起こす、不合理な脳の特性やブレインくんの特徴が見えてきたところで、本章では脅威の対になる報酬とモチベーションについて考察してみたい。

誰もが今日はやる気が出ないなと思うことがあるだろうし、一方で自分でもびっくりするくらいやる気満々の時もあるだろう。家庭や職場など、他者とのコミュニケーションでも自分がやる気をもらったり、その逆でやる気を奪われることもある。ブレインくんは脅威と同様、ある特定の報酬要因に自動的に反応するようプログラムされている。

自分自身のモチベーションをコントロールすることに加えて、他者と時間や空間を共有している人にとって、他者のモチベーションをポジティブに維持するスキルは、円滑な社会生活や人間関係を維持する上で重要である。本書のメソッドである、脳の特性を活かして生きるという点では、ブレインくんがなにを報酬と感じ、どう反応するかを踏まえて行動することで、脅威と同様、報酬要因を使って、これまでにないほど効率よく、他者または自分と付き合うことができる。

人の振る舞いにおいて報酬反応が脅威反応と異なっているのは、まず脅威要因に比べて報酬の形や受け入れ方に個人差が大きいということ。たとえば、金銭は一見万能な報酬のように見えるけれど、実際は必ずしも報酬として働かないこともあるし、お金より名誉ということであれば、給料が安くても名誉ある地位獲得を選択することがあるように、個人差がある。さらにそうした多様性が原因でもあるが、報酬反応は脅威反応に比べて、ずっとわかりにくい。反応に時間がかかるし、本人が理解しているものと離れたところに本質的な報酬が隠れていたりする。

他者への報酬となる動機付けの分類には様々なやり方があるが、ここでは**外発的動機付け**と**内発的動機付け**の2種類で整理してみたい。これらは心理学の考え方で、外発的動機付けは行動の要因が評価・賞罰・強制など、外部からの働きかけによるものである。一方の内発的動機付けとは、物事に対する強い興味や探求心など、人の内面的な要因によって生まれるものである。この内側からの報酬と外側からの報酬のいずれに強く反応するかは個人によって異なっている。

また、報酬とモチベーションの関係は、同一人物の中でも時々刻々変化する。さっきまでやる気満々だった人が、誰かの一言で瞬間的にやる気をなくすようなことは往々にして観察される。モチベーションは報酬のみならず脅威の影響を受けるし、時間経過によって変化する社会的関係性や環境文脈の影響も強く受ける。特に自分自身の満足という内発的報酬よりも、誰かや社会に満足してもらいたいという報酬に敏感な人はこの社会的関係性や環境文脈の影響を受けやすい。

## 1　モチベーションタイプから知る脅威と報酬

本章では他者のブレインくんに対し、脅威要因を避け、報酬要因を持ち込み、他者のブレインくんをポジティブな状態にした上で、どうモチベーションを高め、チームや家族として望ましく、効率よく、協働できるのかを探ってみる。

脅威と報酬の要因は、すべての人に同じように脅威と報酬として作用するわけではなく、当然ながら個人によって異なる。たとえば、地位やパワーバランスが脅威や報酬の重要な要素になる人もいれば、それにはまったく無頓着な人もいる。他者からの共感やつながりを常に意識することで行動を選択している人もいれば、意識はしてもそれを脅威や報酬とは感じず心動かされないタイプもある。相手のブレインくんの報酬要因に注目しながら、報酬反応に働きかけて、組織や部下の動機付け、子どもの教育など、相手のモチベーションを引き出す方法を考えてみたい。

さて、突然だがここで1つ実験をしてみよう。あなたにとって優位に働く脅威や報酬の要因はどれか知るために、モチベーションのタイプ診断を試してみてもらいたい。

**モチベーションのタイプ診断**

まず、次頁の表で3桁の数字からモチベーションタイプを割り出そう。「or」を含む2つのタイプの混合型の場合、タイプ説明から近いタイプを選んでもらいたい。

## モチベーションのタイプ診断

| Yesなら1、Noなら0を記入 | | Yes=1<br>No=0 |
|---|---|---|
| 1 | 他者からの評価や共感を大切だと感じる。人にどう見られているのかも気になるほうだ。人に感謝されたり、自分の話がウケたりすること、SNSの反応も気になる。 | |
| 2 | 自分のペースで、自由かつ自律的に創作できる環境で自分の能力を活かしたいと思う。作品や商品を作ったり、企画、人や作品をキュレーションするのが得意だ。 | |
| 3 | チームやプロジェクトを効率良く、合理的に機能させることが得意だ。自分が前面に出るのは苦手で、縁の下の力持ちとして人や組織に貢献することが楽しい。 | |

| 数字を横3桁に並べると? | 数字を足した合計は? |
|---|---|
| | |
| Ⓐ モチベーションタイプ | Ⓑ モチベーション伸び代 |

| 値 | タイプ |
|---|---|
| 000 | 自己完結型 |
| 001 | 参謀型 |
| 010 | クリエイター型 |
| 011 | クリエイター型 or 参謀型 |
| 100 | 評価されたい型 |
| 101 | 参謀型 or 評価されたい型 |
| 110 | クリエイター型 or 評価されたい型 |
| 111 | ブランド型 |

### 目利きクリエイター型

成果物やその発見・創造行為を
褒められたい

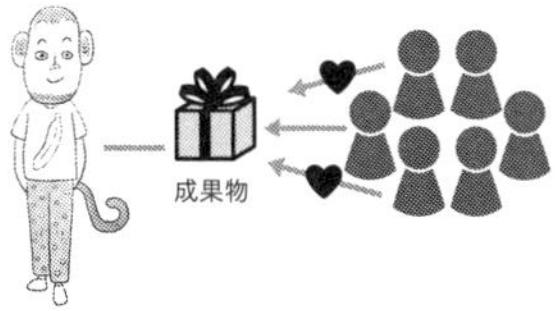


### 評価されたい型

賢くて、がんばり屋さんな
他者評価重視

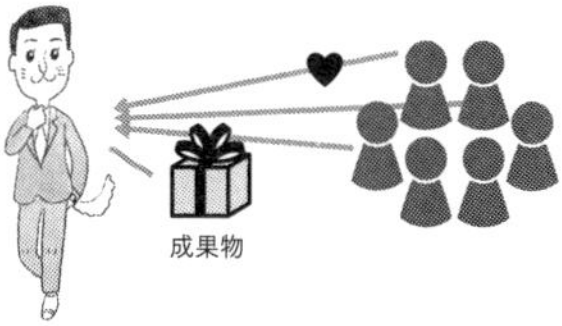


### 参謀型

成果物が機能する社会的インパクトがうれしい効率・戦略重視

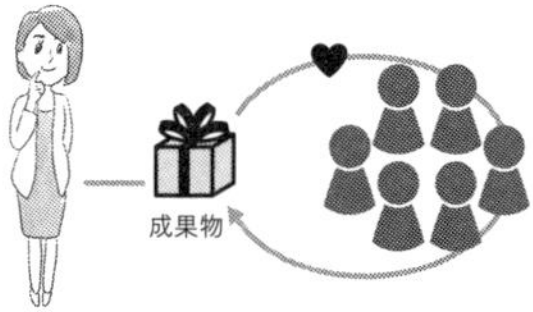


### 自分ブランド型

自分も成果物もそのインパクトも
評価されたい

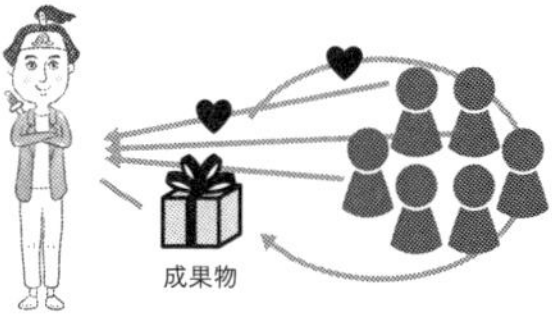


### 自己完結型

他者のことは気にせず自分にしか興味がない

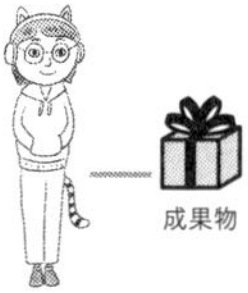


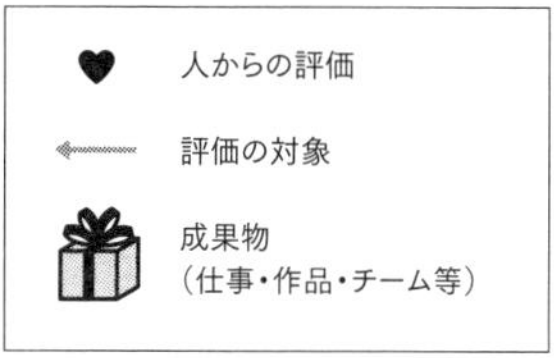
人からの評価
評価の対象
成果物
（仕事・作品・チーム等）

**目利きクリエイター型の人**
（ドンブラソフト　猿岡タイプ）
**報酬：**ものを作ったり発見すること、それを発表して作品が人に注目されること。
**脅威：**作業過程での他者からの干渉や妨害、説明責任を問われることを嫌う。
**地位：**センスやクリエイティビティを通じた成果物への評価、それに準じたリスペクトや地位、関係性が大事。
**自律性：**白紙のキャンバスになにかを描き出すことを厭《いと》わず、自由度が与えられていることが大事。
**つながり：**成果物への評価を中心としたつながりが重要。

目利きクリエイター型の興味の対象は自分そのものの評価というより、自分が作った成果物に対する評価。内発的に作ったものが、外発的報酬を得られることが喜びという構図。素晴らしいプロダクトやチームを作ったり、おしゃれなものを集めたり、手に入れたり、そうした作品への評価を好む。いくら周りから自分自身がスゴイと褒《ほ》められてもあまりうれしくはない。成果物を作ることに興味が集中しているので、それを褒めればモチベーションは高まる。「猿岡さんはすごいですね」というように自分自身を褒められても戸惑うことが多い。
成果物が評価されることが報酬につながる目利きクリエイター型は、成果物の評価を中心にしてコミュニケーションを行う。このタイプが組織の管理者になると他人も自分と同じクリエイティビティを持っていて、自分と同じように自由裁量を与えればうまくいくと単純に思いがちなので、管理者教育が必須。

**評価されたい型の人**
（ドンブラソフト　犬井タイプ）
**報酬：**自分が褒められること、良い人であると評価されること。
**脅威：**信頼を失うこと、人が自分の期待通りに評価してくれないこと。
**地位：**評価されたい型にとって、地位や相対的パワーバランスはとても重要。
**自律性：**権限を得ることが自律性を意味し、地位の確立と合わせて重要。まったく自由な環境における自律性については、実はあまり重要な要因になっていないことも。
**つながり：**地位が確立されていることを確認するためにつながりは重要である。良い人として、慕われ、信用される外発的動機付けが重要。

評価されたい型の人は、賢くて、がんばり屋さん。成果物への評価よりも、それを通じて得られる他者からの評価が自分のモチベーションに大きく関わる。

このタイプはほかのタイプと異なり、動機付けが外発的なもの中心という特徴がある。モチベーションにおいては目的物や成果より、他者からの自分への評価を重視する。自分の興味、好き嫌いや判断基準が他者の興味、好き嫌いなどに合わせて相対的に変動しやすい。そのため、俯瞰的な視点で自分一人で目的を設定することが苦手だ。

評価されたい型の犬井さんのような人をモチベートするカギはなんだろう？　評価されたいというくらいだから、褒めてあげたり、感謝したりすることが、そのまま動機付けになる。内発的動機以上に外発的動機のほうが強く働くタイプでもあるため、小さな褒めもプラスになる一方で、ちょっとした注意や苦言が途端に脅威要因となり、しょんぼりしてしまうこともある。

評価されることは報酬の自動反応にもなっているため、評価されたい型の人の中には、ブレインくんに乗っ取られるような形で、「良い人と思われたい」「評価されたい」ことが強く働き過ぎて、自分を過大評価してしまうことがあり、できないのにできると言ってしまうような利己的な利他行動も見受けられる。

大事なのはとにかく褒めること。成果物や結果以上にその人の存在自体を尊重し、努力を評価して褒めてあげよう。

**参謀型の人**

（ドンブラソフト　雉野タイプ）

**報酬：**ものや場、チームを作り、それが機能すること。

**脅威：**自分の想定通りに物事が進まず、成果につながらないこと。

**地位：**存在の貴重さを伝える。

**自律性：**大義があるとやる気が出る。合理性があることの再確認。

**つながり：**その人の行為や存在によって、チームやコミュニティが機能している、そうしたつながりの再確認が重要。

参謀型のモチベーションが上がるのは、他者評価を得るよりも成果物が機能することで、それが組織や社会にもたらすポジティブなインパクトがうれしい。効率・戦略重視タイプ。参謀型、雉野さんのような人をモチベートするカギはなんだろう。参謀型の人は、クリエイター型の人のように成果物を直接的に褒められてもあまり喜ばないことが多い。参謀型は自分自身が提唱する考えが合理的であると認められ、それに呼応し参画した人々によって循環する価値が生み出されることに喜びを見出す。製品やサービスのような直接的なものではなく、そうしたものを生み出す組織やルールのような間接的に生まれた産物への評価をうれしく感じるようだ。

褒めるべき外発的報酬対象が見えにくいため、褒めるのが難しいことが多い。自分自身で自分の成果を客観視して内発的報酬を回す仕組みを持っていることから、本人に自分の成果物がなんだと認識しているかを説明してもらうことが一番の理解の早道。成果物の合理性と成果物がうまく機能していることを評価することが報酬となる。

**自分ブランド型の人**

(ドンブラソフト 桃田タイプ)

**報酬：**ものを作り、それが機能し、それを通じて、人から称賛されること。

**脅威：**イケてないと思われること、他者から嫌われること。

**地位：**人に好かれ、信頼されていると実感できること。ブランドとしての自分の価値の確認。

**自律性：**リーダーシップやクリエイティビティを発揮していることを実感してもらうこと。

**つながり：**チームや相手から信頼されているかが重要。

自分ブランド型の人とは、自分も成果物もその社会的インパクトも重要で、他者からも評価されたいタイプ。よって、人から好かれる人気者であることが多く、ビジョンを掲げて組織のリードを取れる。上からも下からも好かれるタイプである。

自分ブランド型の桃田社長のような人をモチベートするカギはなんだろう？　人に好かれ、クリエイティブであり、リーダーシップもあって、面倒見がよい。そんな自分ブランド型の報酬要因は、地位、自律性、つながりなどのすべてが報酬要因であり、褒められれば素直に喜ぶし、そして褒め上手でもある。内発的、外発的報酬のいずれも効果がある。

ブランドとしての存在価値を評価されることがうれしいので、自分ブランド型の周りの人は神輿を担いでまつりに参加しているつもりでもり立てていこう。

**自己完結型の人**

（ドンブラソフト　猫本タイプ）

**報酬：**自分の好きなことに没頭すること。

**脅威：**人のものさしで暮らすこと。

**地位：**気にしない。
**自律性：**自律性が侵されない状況を約束することがモチベーションになる。
**つながり：**気にしない。

自己完結型の人は他者のことには興味がなく、自らとその成果物のみに興味があり、他者評価もあまり気にならない。
自己完結型の猫本さんのような人をモチベートするカギはなんだろう？　彼女のような自己完結型の人は内発的報酬で完結していることが多く、地位やつながりなどはあまり気にせず、自律性の維持が最大のモチベーションのカギである。

あなたは5つのタイプのうち、どのタイプだろうか？

次に、3つの質問の答えを足したⒷの値（0～3）「モチベーション伸び代」を見てみよう。Ⓐが2つのタイプの混合型だった人は2となる。図示してみるととてもシンプルな話だが、値が高いほどモチベーション管理による伸び代が大きい。外発的報酬に敏感な「評価されたい型」であればなおさら、モチベーション管理の伸び代が大きい、ということを

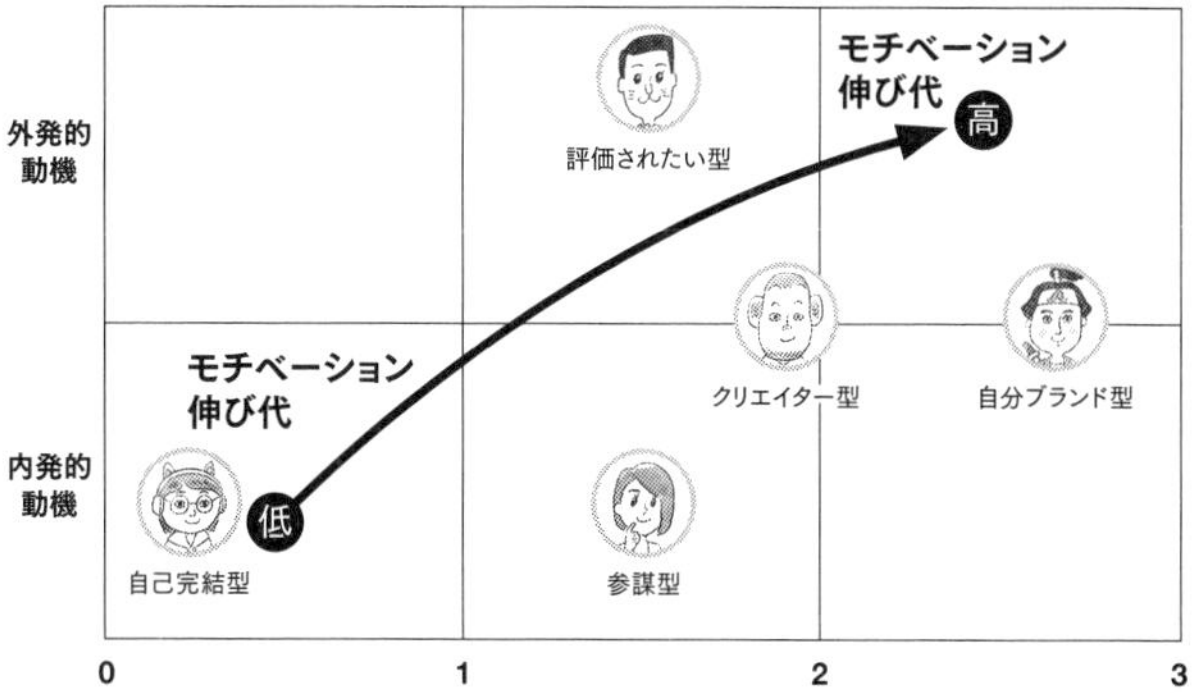


モチベーションのSRAマップ：モチベーションの伸び代

確認してもらいたい。世の中には、あらゆる動機付けがまったく響かない人もいる。人の評価や人気といったことに興味がない、表現や創作への自由が大事、人と盛り上がることに喜びがないなど、人の報酬要因は実に多様で複雑であるが、こうしたフレームワークを用い、タイプ別に分類することで、自分に対しても、他者に対しても報酬要因を観察し、見極め、活用する術を身につけていきたい。

これら5つのモチベーションのタイプ診断は、興味の対象を知り、その傾向を見分けることで、それぞれのタイプにとって報酬または脅威の要因となるものを客観的に見つけてみようという試みである。ブレインくんは脅威や報酬に敏感で、それによって不合理な振る舞いを引き起こす。そしてブレインくんが脅威であったり報酬であると感じる対象やその強弱は人によってそれぞれ異なっている。

このタイプ診断を通じ、ブレインくん視点で自分にとってのモチベーションの対象や興味を客観的に観察することで、自分だけでなく、周囲の他者の脅威や報酬の対象についても、本人の意思を超えたところで志向や癖が表れていることに気づけるかもしれない。また、他者との関係性においても、脳の特性を踏まえて相手の報酬要因に注目することで、相手のブレインくんをやる気にさせて、モチベーションを高めることができる。

## 2　他者のモチベーションに働きかける

### 無意識的モチベーション

さて、ここで前出のモチベーションのタイプ診断のもう1つの目的を種明かししよう。実はこの質問、一般的な性格診断とは異なり、出てきた回答イコールその人のタイプということではなく、主観的評価と客観的評価に乖離《かいり》がないかを見ることもタイプ診断の目的である。回答者の意識的な興味やモチベーション要因を探るのと同時に、回答者自身の回答とそれを客観的に見る他者の評価に差分がないかを確認すること。「なぜそう思うのか」を語るその説明の中に見え隠れする、無意識的なモチベーション要因を探ろうというものである。

5つのモチベーションタイプを外発的・内発的動機付けの2つの要素で見てみると、評価されたい型、自分ブランド型が外発的動機付けが強く、参謀型、目利きクリエイター型、自己完結型が内発的動機付けが強い。外発的動機付けの強いタイプでは、物事自体への興味や探究心以上に、他者からの評価や承認への欲求が強いために、それが得られない場合、友好的な対人関係でも、態度が突然敵対的なものに変わったりすることがある。自分ブランド型で、自らが組織やプロダクトを創り出すことができるタイプよりも、承認欲求の強い評価されたい型であると、この外発的動機付けの影響がより強い。つまり、内発的動機付けよりも外発的動機付けのほうが勝るこのタイプの人は、相手の言動や振る舞い1つで状態が変わってしまうことが多い。そうした評価されたい型の人とうまく付き合うには、できるだけその人の脅威となる行動を避け、報酬となる褒めやフィードバックを上手に使うことが、ほかのどのタイプの人よりも効果的に作用すると考えられる。

## モチベーションの歴史に見るブレインくん

モチベーションについては、この100年ほど、心理学から行動経済学、経営学において、様々な研究が進められてきた。18世紀後半の産業革命以降、工場が生まれ、労働者が大量に増え、経営者たちは科学的管理法と呼ばれる手段を用いて、労働者の管理を行ってきた。労働者を機械の歯車とみなし、決められた成果を上げられたものには報酬を、できなかった者には罰を与える、アメとムチによる管理である。その後、労働者の保護が進み、働き方が多様化することにより、人の自主性、創造性（内的な動機）を原動力に人を動かそうという動きが出てきた。1943年にアメリカの心理学者アブラハム・マズローが発表した「人間の動機づけに関する理論」、通称「マズローの欲求5段階説」などでも、人の欲求は賃金や安定雇用、承認を求める欠乏欲求が満たされると、能力を発揮して創造的に活動したいという成長欲求に進んでいくと体系付けられ、管理者の動機付けに活用された。

1960年代、アメリカの経営学者ダグラス・マクレガーらによって提唱されたX理論Y理論では、人は怠惰なものであるから効率よく働かせるには管理が必要というのをX理論、人には自主性、創造性が備わっており、そこを動かせば自律的に動くというのをY理論とし、その組み合わせで経営管理を理論付けた。コーチングやグーグルなどでも導入されている、勤務時間の20％を自分のやりたい仕事に使えるという20％ルールなどは、このY理論に基づいたものである。ブレインくん的に解釈すれば、X理論が脅威要因にアプローチする方法で、Y理論が報酬要因にアプローチする人材管理方法であると言えるだろう。

さらに、近年では「周りからの承認・尊敬」という新しいモチベーション要因に注目する方法も導入されるようになってきた。仲間の前で、その人の努力や功績を認める機会を多く作ることでやる気を高めるというものである。MVPとして表彰したり、スタッフ同士でよい仕事を褒めたり共有するといった活動などがある。これは、前出のブレインくんの自動反応である、周りから認められたい、人から尊敬されたいという自動的な報酬反応を利用した手法であり、コーチングで意識的にモチベーションを高めるコミュニケーションを取ることや、自律的な権利を保証する20％ルールとは異なり、無意識的なブレインくんに直接働きかける方法である。

**隠れ承認欲求型**

回答されたタイプが現在の本人の姿ではなく、本人が無意識にそうであると信じている

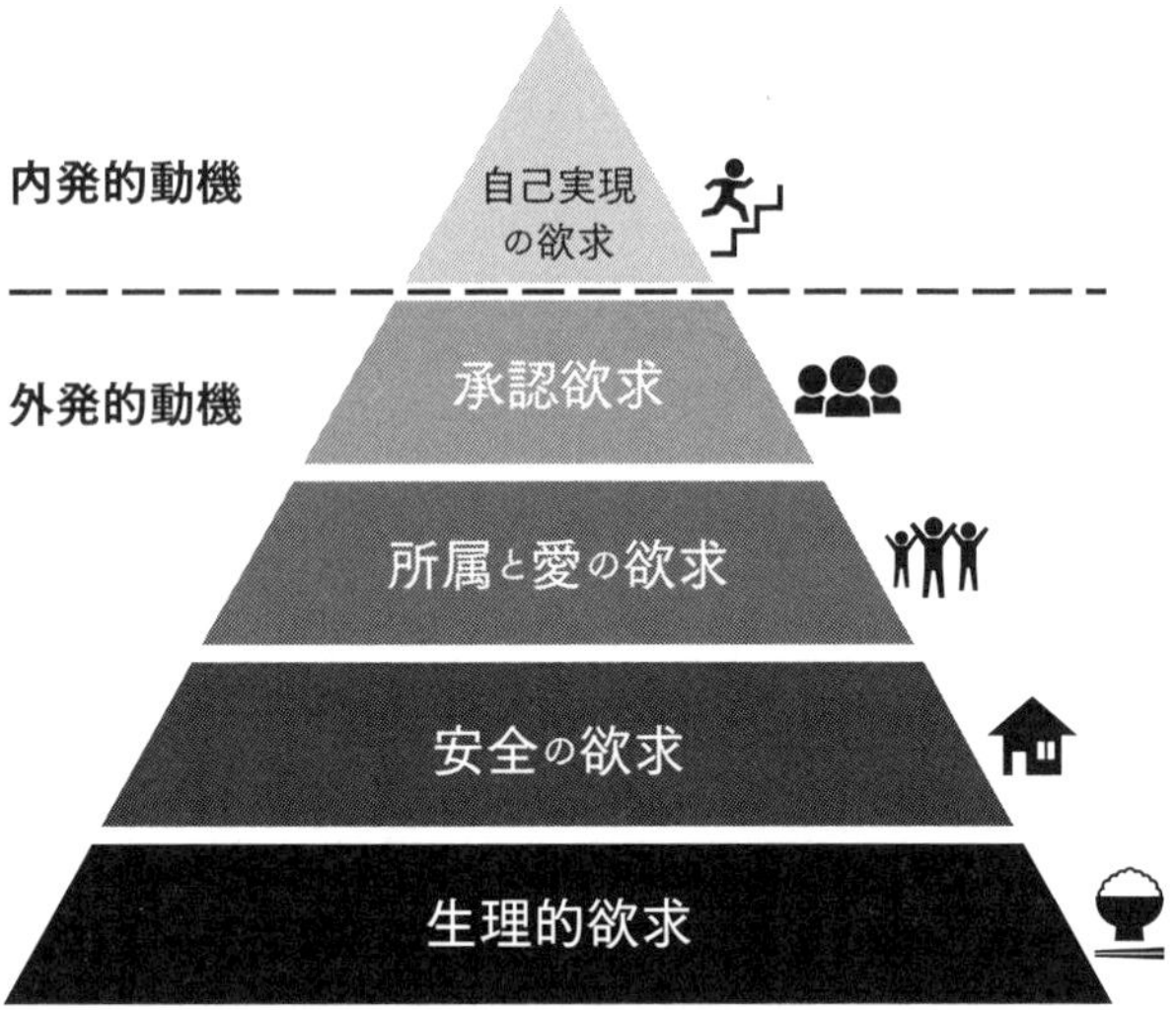


マズローの欲求５段階説

仮想的姿である場合、本人の評価と他者の評価とに乖離が生じる。本人が選んだモチベーションタイプと、実態が乖離しているケースというのは、他者から見たら「マズローの欲求５段階説」の下位に分類される人が、自己分析では内発的動機で動く「自分ブランド型」や「目利きクリエイター型」、「参謀型」だというケースに多い。これは、「良い人に見られたい」という承認欲求からくるもので、本来、外発的動機で動いている本人がそれに気づかず、自分が望ましいと思う内発的動機から動いているのだと勘違いしている状態である。マズローの欲求５段階説で言うと、本人は「能力を発揮して創造的活動をしている」という自己実現欲求レベルにいると信じているが、実は「自己実現して、他者から認められたい」という承認欲求レベルにある。
　マズローの欲求5段階説の図を見ての通り、この「評価されたい型」の人が承認欲求をバネに成果を上げて、うまく承認欲求から解放され、自己実現欲求に昇華し、実績も伴い、他者評価との乖離のない「自分ブランド型」や「目利きクリエイター型」「参謀型」になるのはもちろん可能であるし、組織としてはそれを支援するべきである。しかし、「評価されたい型」でありながら「自分は特に承認欲求などない」などと自分の承認欲求を客観的に認識できていない、評価に乖離のある人の組織での扱いは要注意である。ここからはそうしたタイプを「隠れ承認欲求型」と分類して、考察を深めてみたい。

　組織での扱いに注意が必要というのは、人当たりのよい「隠れ承認欲求型」の誤った自己認識のままに、その人を「自分ブランド型」や「目利きクリエイター型」「参謀型」のリーダーなどとしてアサインすることで起きる問題のことである。たとえば、本当は評価されたい型の人を自己評価の通り、参謀型リーダーとしてアサインした場合、こんな問題が起きる。参謀型の人には構造や全体像を俯瞰して、合理的な管理や自律性の高いリーダーシップを期待されることが多いが、評価されたい型の人はチームを率いてゴール設定することが下手で、目標から逆算した進行管理というより、積み上げのベストエフォート式となり、途中で破綻したり、完成度の低い結果となってしまうのをいろいろなところで見てきた。

このような「隠れ承認欲求型」の役割定義と期待値のズレが、組織において様々な歪みを生み出す。これこそが本人が気づかないブレインくんの自動反応による弊害なのである。ここからは、このズレの原因となる隠された脅威反応と報酬反応の仕組みを考察し、内発的モチベーションとして転化させることで、より円滑で組織にとっても健全な関係性を築く方法を模索してみたい。

この「隠れ承認欲求型」の自己認識と実態の乖離が放置された場合、組織内に関係性の問題が多く発生する。任侠の世界のように、自分の親分のためなら死ねるくらいの勢いで努力はするけれど、親分がなにを達成したいのかがわからないまま親分からの承認を糧に全力で戦う。当然、自分のゴールを自分で設定することができないので、自分の下の者にも自分への忠誠心を要求し、合理性がないがしろにされる。

本来なら社会的組織は合理性を持って目標を達成する仕組みであるべきだが、その達成プロセスの一部に承認欲求の解消が目的となるステップが挟まると組織の合理性が失われる。つまり、評価されたい型の人の社会活動の目的が自己承認であるため、組織の目標に向かう力が分断されてしまうことになる。3段ロケットの2段目が不発になるようなものなので、2段ロケットをいくつか余分につけて冗長性を確保しない限り打ち上げはもちろん失敗する。

**隠れ承認欲求型リーダー**

さて、この「隠れ承認欲求型」の人というのは、与えられたタスクを受動的にこなすだけで価値のある職業であればよいが、リーダーとして能動的に機能してもらいたいポジションにおいて採用してしまうと、前述の通り組織運営上の問題がいろいろと出てくる。しかしながら、これらのタイプは見分け方も扱いもなかなかに難しい。まずなにより、彼らは往々にして第一印象がよく、共感力や思いやり、向上心、素直さがあり、さらに経歴書はたいてい美しい。一見して「承認欲求型」なのか、簡単にはわからないのである。そして、本人にはまったく自覚がないから、本人からの情報はあてにできないし、足りないところを指摘すれば一瞬にして脅威や嫌悪に変わってしまうため、慎重なコミュニケーションが必要になる。

これまでの私たちの経験から、こんな方法を提案してみたい。

まずは見分け方だ。採用などにおいては、業務内容に具体性がなく、妙にきれいな経歴書というのは怪しいと思ったほうがいい。社会人経験が10年以上の人で、どこにも苦労が見られない作り込まれた経歴書の場合、要注意だ。そういう経歴書を見たら、前職の上司や同僚などからのリファレンスを取るのもよいかもしれない。

そして、「隠れ承認欲求型」の兆しがあれば、本書のモチベーションのタイプ診断を実施してみるのもよい。もしくは採用プロセスで一律にテストを実施してみてもいいのかもしれない。

次に双方にとっての相性を探るお試し期間を設け、お試しタスクを依頼し、なにが出てくるのか見てみる。ここで大事なのは、報酬や評価を稼働時間ベースではなく、成果ベースとする必要がある。期待通りの成果や姿勢、円滑なコミュニケーションが確認できれば、そのまま進めたらいい。しかし、期待を大幅に下回る成果や、的外れなものが出てきたり、コミットしながらもなにも出てこない場合は要注意だ。

次のステップとしては、お試しタスクの結果を踏まえた面談で軽やかかつ慎重にフィードバックを与え、改善の余地があるのか見極め、同時に内発的動機として使えるスキルやマインドがあるかも探る。改善の余地というのは、本人が採用側の期待を下回ったことを冷静に受け止め、客観的に原因を認識でき、それに対する改善手段も考えられる状態だ。そんな改善余地があれば、面談で入手した内発的動機に転化できるポテンシャルを掘り下げて、背伸びし過ぎない現実的な役割を再定義または再配置する。実は経歴書の記述と異なり、リーダーシップは肩書だけのもので、自分で課題や目標を設定して行動したり、組織を動かすなど、自律的にリーダーとして動くことが難しい人であれば、リーダーの役割から外してあげたほうが本人のためでもある。同時に駐車料金のような「何時間使ったかの時間売りの価値」ではなく、あくまで「なにを生み出したのかの成果ベース価値」による方法で評価するという認識合わせも大事だ。

そうでない場合は、言い訳をされたり、ごまかされたり、逆にこちらの依頼の仕方が悪いと非難されたり、泣かれたり、怒られたりする。もしも、こちらがびっくりするような強い脅威反応を示した場合、本人が自力で改善できることはほぼないと思ったほうがいい。なぜならそこは立ち入ってはいけない、脅威を刺激するゾーンに立ち入ってしまったことを示しているからだ。誠意をもってなにかを伝えようとしても、攻撃または逃避態勢にある相手に、うまく伝わる可能性は低く、さらに関係を悪化させてしまうことになる。にこやかに感謝を示し、距離を置いて、別の人と仕切り直すのが双方にとって平和で合理的な対処法だと言える。

一方で、自分は「評価されたい型」だと自己認識のある場合、そのオープンな姿勢に感謝を示し、褒めたり、フィードバックを与えることを実践しよう。相手は安心感を持って、チャレンジングなアドバイスも聞けるようになるはずだ。そういうオープンなタイプの評価されたい型の人は承認欲求のフェーズを超えて、自己実現フェーズのブランド型へと進んでいける人が多い。

## 脳の特性と相性のよい目標設定ツール

組織の目標管理として、グーグルやメルカリなど成功している成長企業でも多く導入されているOKR（Objective Key Results）。この構造を見ると、いかに脳の特性との親和性を考えて作られているかよくわかり、興味深い。ツリー構造によって、全体目標に紐付く形で成果指標を設定し、さらにそれをチームごと、個人ごとに階層で紐付けて構成している。これによって、行動目標が浸透し、目標達成しやすくする、という脳の特性をうまく利用した仕組みだと考えられる。

ブレインくんは、無意識に物事につながりを見つけたり、つながりを設定したくなる特性がある。なにかを記憶したり習慣化する際に、構造的に整理したり、ラベルをつけることで、ブレインくんが覚えやすく処理しやすくなるのだ。これは心理学における「プライミング効果」[*6]と呼ばれる特性で、あらかじめ受けた刺激（情報）によって、行動が無意識に影響されるものである。

目標管理に重要なポイントとしては、組織の目標と成果指標、チームの目標と成果指標、個人の目標と成果指標とがツリー構造で、入れ子になっていることである。個々人の今日の自分の作業内容と、会社の目標、成果指標、優先事項が整然とリンクしていることが、組織全体の目標達成さらにはビジョンやミッションの達成に重要である。

各自の目標が組織全体の目標とリンクしていることが重要なのは、前述のように承認欲求型リーダーが組織の中間階層に入っていても、つながりの認識によって自分の活動がチ

＊6　Bargh, J. A., and Chartrand, T. L. (2014). The mind in the middle: A practical guide to priming and automaticity research. In H. T. Reis & C. M. Judd (eds.), Handbook of research methods in social and personality psychology (pp. 311-344). Cambridge University Press.

ームや組織の目標に貢献できているということがわかるからだ。もし承認欲求型リーダーの評価が社長など特定の誰かを満足させることに終始していたとしても、その外側に合理的な目標管理を設定しておくことで、組織に合理性を構築することはできるはずである。

## 使えるブレインくんTIPS

さて、モチベーションについての章の最後に、リーダーシップに使えるTIPSをいくつかまとめておきたい。

**雉野**　桃田さん、今日はお時間ありがとうございます。では、来週から始まる目標設定面談に合わせて、いくつかリーダーシップに使えるブレインくんTIPSを伝授しますね。

**桃田**　いやー、助かるよ。今まで、評価面談や目標設定面談って嫌いだったんだけど、雉野さんのブレインくんを意識した面談手法のおかげで、今回は僕のほうもゲーム感覚で楽しめそうだよ。

**雉野**　ゲーム感覚というのは、なかなか社員のみんなには使いにくい表現ですが（笑）、それが大事ですよね。質問やお題を出されたら、つい答えを探さずにはいられないブレインくんにとって、命題形式で目標設定を出されたら、動きたくなるものですからね。リーダーは大喜利みたいに、いかによいお題を出題できるかが大事ですね。では早速。

**TIPS その1　改善を促したい人には**

改善を促したい場合、まず最初によい点を複数伝え、そこから「～すればもっといい」と続けます。これは報酬を与えつつ、脅威を与えないタイプの改善助言ですね。あくまでダメ出しをしないことが大事です。

次に、「うまくいくには、どんなことが必要か？」を問います。

本人にうまくいっていないという自覚がある時に、どんなことが不足しているのか、必要かを説明してもらうと、原因が自分にあると考えているのか、よそにあると考えているのかがわかるので有効です。明らかに本人が原因なのに責任の自覚がない場合は、それを指摘してもブレインくんの脅威反応を誘発するだけです。まずは本人の説明を認めつつ、課題をブレイクダウンして本人の達成可能なレベルまで落としてあげることが必要です。

**TIPS その2　タスクを先延ばししがちの人には**

タスクを先延ばししがちの人は、長期的利益と短期的損失の矛盾が原因になっていることが多いです。ブレインくんにとってはわからない将来より、わかっている現状を評価するほうが楽だからです。「なぜ手をつけられないのか？　手をつけたくないのか？」を自らに問いかけ、先延ばしの背景にある要素を引き出してみることで、本当の先延ばしの原因を探ることができるのです。原因がわかれば、1つずつ紐解いていくことができる。大事なのは、先延ばししている本人の行為を責めるのではなく、先延ばしせざるをえない原因を探るという形にすることです。責めることで脅威を与えないことが肝要ですね。

### TIPS その3 協力を取り付けたい人には

協力を取り付けたい相手の意見を尋ね、そこにこちらからの提案を関連付けます。相手に行動を求める前にまず自分の課題を述べるのです。アドバイスを求めるためです。相手の意見を尊重していることを示すことで社会的な報酬を与え、あなただったらどうするかという問いで、相手を発見モードにして、協力してもらうわけです。

新規プロジェクトや新しい役割に不安を感じる人がいたら、目的達成にどんな障害がありそうか、いっしょに具体例を挙げて考え、また最初の一歩とゴール地点のイメージを語り、未来の姿の解像度を上げてみるのです。目標、現状、選択肢、前進する方法（ＧＲＯＷモデル）[*7]を相手に語らせることで、さらにゴールまでのイメージがクリアになり、協力を仰ぎやすくなるはずです。

**雉野**　と、こんなところでしょうか？　よかったらぜひトライしてみてください。
**桃田**　ありがとう。いやー、こういうのは頭ではわかってるんだけど、自分でいざやってみようとすると難しいんだよね。特に言い訳とかされちゃうと、ついイライラして、君がやらなかったせいだろう、みたいに感情的になっちゃうんだよね。
**雉野**　はい、まさにそれがご自身のブレインくんに乗っ取られている状態ですね（笑）。
**桃田**　そうか、そうなんだよな。相手のブレインくんの性質を考えて、事前にこう言われたらこういうふうに答えようとか誘導しようとか周到に準備しないといけないね。これが自分と他者のブレインくんを客観的に見るっていうことなんだね。面談って評価する側にとっても、重要なんだねぇ。
**雉野**　社長さすがです。よくおわかりで！
**桃田**　がんばります！

＊7　ＧＲＯＷモデルとは、コーチングで用いられる基本スキルでイギリスのジョン・ウィットモア氏らが開発した。Goal 目標、Reality 現状の把握、Options 対策の選択肢、Will 本人の意思。

頑固一徹

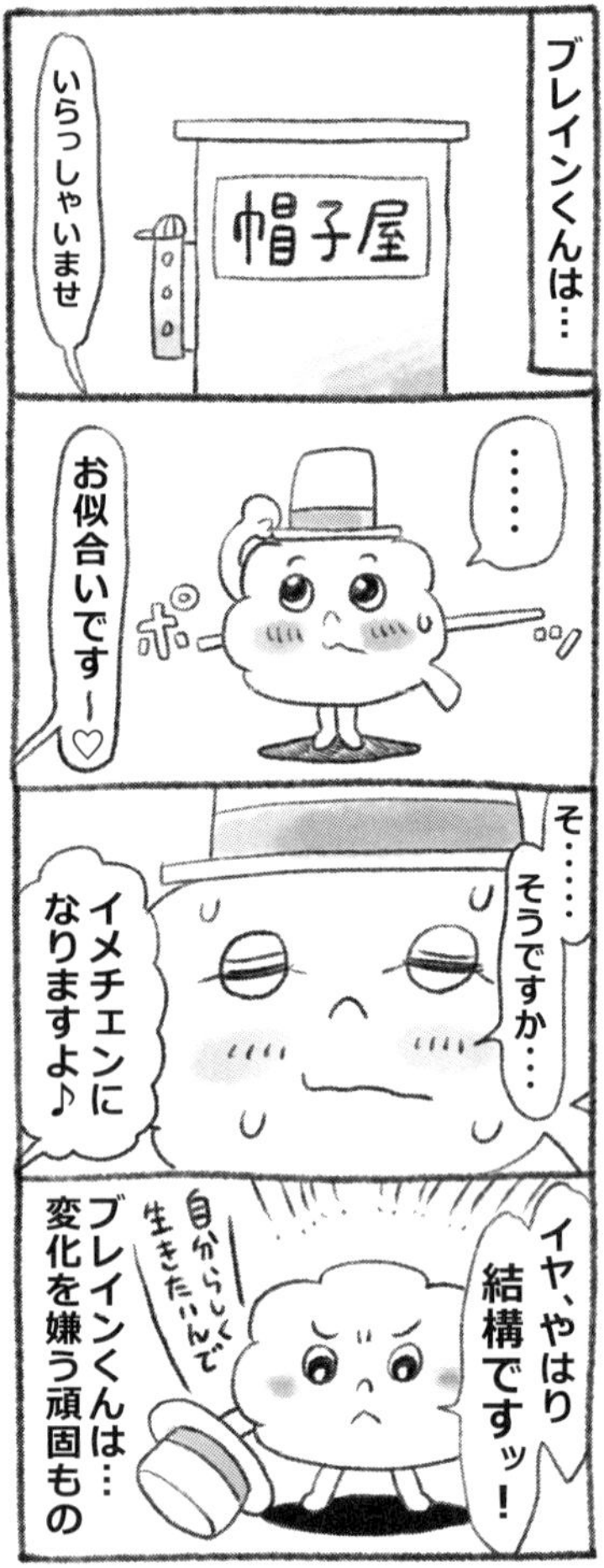
ブレインくんは…
帽子屋
いらっしゃいませ
……
お似合いです~♡
そ……
そうですか……
イメチェンになりますよ♪
イヤ、やはり結構ですッ!
自分らしく生きたいんで
ブレインくんは…変化を嫌う頑固もの

# V

# 人工現実と自然現実

これまでの章では、脳の不合理な特性と、それにまつわる社会的な問題とその解決方法について解説してきた。そのエピソードによく似たことがみなさんの周辺でも起きていると思われるが、あまりに頻繁に起こり過ぎて、問題の理解や解決をあきらめていることも多かったのではないだろうか。そんな不合理が当たり前の世界に対し、脅威とモチベーションに焦点をあてつつ、ブレインくんという別人格を使って解きほぐし、より望ましい振る舞いに変えるやり方について見てきた。

ブレインくんも自分もいずれも脳の活動の結果として生まれた産物であるが、私たちは意識を持つことによって、本来一体であるブレインくんと自分を分離して境界を設定することができる。つまり、ブレインくんという自分では完全に制御できない無意識の自分と、意識的な自分の間に境界を設定してそれを俯瞰してみるということを前章までで見てきた。

ここからは、ブレインくんという別人格を見る視点を環境全体に広げて客観的にその仕組みを俯瞰してみようと思う。不合理は脳の中だけでなくその外側、つまり私たちが暮らす現実空間つまり日常の社会生活の環境側に組み込まれていることも多い。環境側が持つ様々な不合理はたとえばおかしな校則であったり、家庭内の変わった取り決めなどいろいろある。ここで言う環境とは脳が作り出す脳内現実と対比する形での外部環境を指している。それらを、脳内現実と環境現実と呼ぶことにする。脳内現実には意識と無意識の２つの層があり、脳内現実の不都合に関してはこれまで本書を読んできたみなさんはすでにご存じの通りだ。

それと同じように、環境現実にも人の手が加わっていない自然現実と、人が作り上げた人工現実の2つの層がある。人工現実は、近年までは自然現実と区別することが簡単にできていた。しかし、情報技術の進展により、自然現実と区別することが難しい人工現実が自然現実を侵食し、うっかりするとどちらがどちらなのかの境界がわからなくなってきている。その結果様々な問題が現れてきている。

本章では環境現実における社会的現実空間とコミュニケーションの仕組みを俯瞰し、視点を環境内で自在に動かすことで生まれる境界線とそれによって明らかになる問題、そしてその解決方法について議論してみる。

## 1　ポストコロナのコミュニケーション

不合理が当たり前の世界に生まれ、そこで暮らしてきた私たちは、不合理を不合理と感じずに日常を過ごしている。

しかし、2020年の新型コロナウイルスの突然の登場によって、世界は大きく変化した。新しい生活様式〝ニューノーマル〟とそれに付随する社会規範、たとえばソーシャルディスタンスであったり、電車内や会食中での会話の禁止や、あらゆる場所でのマスク着用など。それに翻弄される人々のリアクションを観察することは、極めて貴重な体験であった。物理的同一空間を共有することを制限されたコロナ禍後の社会環境で、人々はデジタル世界に新しい共有のオンライン空間をつくり、そこで時間や情報を共有しコミュニケーションすることを突如要求された。コロナ禍前には一部の限られた人だけの通信手段であったオンラインコミュニケーションがあっという間に当たり前になり、それを敬遠してきた人も、強制的にそうした生活様式へ移行することになった。それはコロナ禍がなければ決して起きなかったことだろう。

これまでの人と人をつなぐ社会的な関係は、対面（オフライン）で会うことで新たに構築されることがほとんどだった。新しい取引先とはまず現実空間で直接会うことが必須で、会うことで存在を確認し、信頼を構築する。なんなら握手などの物理接触で存在を確認する。初めて会う相手にオンラインミーティングを依頼するのは失礼だという考え方の人は多かった。対面での関係構築なしにはなにも進まないという点では千年来変わらないのがこの社会の仕組みだった。会うこと自体に大した意味はないかもしれないけれど、人と人が空間を共有することで脳内に生まれる競合とそれによる関係性構築は社会的生物である人には特別な意味があったのであろう。

一方、それぞれの人がそれぞれの主観世界で暮らすという脳の仕組みも数千年来変わらないし、すぐに怒ったり泣いたりする人間関係におけるブレインくんの特性も、人が人である以上変わらないものである。しかし、その特性に誰もが気づいていても、それを受け入れる以外に方法がなかった。改善の方法がなかったからだ。

対面での対話と比較して失礼だと考えられていたビデオ会議ツールによるオンラインコミュニケーションは、言語的対話という意味ではオフラインでの対話となんら変わることがない。そういう意味ではオフラインとオンラインは地続きのように見えるが、人々が明らかに両者を区別していたように脳にとっても明確な境界があった。

オンラインで会うこととオフラインで会うこととの違いは、五感全体で感じる他者の存在感、共有する空間から発生する競合の感覚、カメラ越しでは気づきにくい目の動きや表情、相槌などの非言語領域の情報量の違い、つまりリアリティの違いである。オフラインの現実が持つリアリティとは、前章まででブレインくんの振る舞いとして見てきたように、相手の表情や仕草などの非言語情報を受け取ることで発生する情報によって構成されている無意識処理の部分が多い。それは無意識に処理・生成される情報処理なので、無意識を担当しているブレインくんに強いインパクトを与える。無意識処理であるがゆえに気がつかないうちに私たちの脳に影響を与え、現実空間で人の行動選択を狭める不可避かつ不合理な抗えない力として働く。

人と人の間には、空間を共有することで自動的に生まれる競合の感覚があり、その関係性に対応してどちらの脳が競合空間を所有するかしないかが決まる。両者対等という関係の維持は実質的に不可能で、そうしようとしても常に競合状態が続くため、その不安定性を脳が避けようとして必ずどちらかに非対称な優位性が与えられる。

それでは、現実空間を共有しない、つまり競合空間が存在しないオンラインコミュニケーションでは関係性はどのように構築されるのだろうか。対面から始まる関係性に非対称な優位性が持ち込まれるのに対して、オンラインの場合にもそうした関係性は同じように構築されるのだろうか。

まず、現在のオンラインコミュニケーションでは、その仕組み上リアルタイムな情報交換ができない。常にネットワーク越しの遅延が発生するために、自分自身の画像ですら自分の振る舞いと紐付けることが難しい。たとえば、カメラ画像を表示する鏡のような仕組みを作って、わざと表示に遅延を与えると、自分の映像を自分だと認識しづらくなる。それと同じでオンラインコミュニケーションは常時遅延が発生するために自己認識が困難となる。当然ながら他者の反応もオンラインの仕組み上、遅延をなくすことはできないので、自分のメッセージに対して相手の反応に遅延が生じると、相手の反応が自分の振る舞いのどの部分に対するものなのかがわからなくなってしまう。

もし相手が頷いている映像が見えたとしても、その頷きが自分のどのセンテンスに対するものかが判断できないからだ。「僕は梅干しが嫌いですが、レモンは好きです」とオンラインの相手に話して、相手がレモンのところで頷いたとしても、遅延がある場合には実は梅干しのところで頷いていたのかもしれない。そうなると、どちらの意見に同意を得たのかがわからなくなる。

また、Ｚｏｏｍのようなビデオ会議ツールは、単にそれぞれの顔を正面から映したカメラ画像を2次元のフラットなスクリーンに表示するだけなので空間の概念がない。そのため参加者が存在する空間同士で共通の空間座標を共有することができず、お互いの視線や表情が表す意図や意味を、意図した形で情報として伝えることができない。これはあらゆる空間共有の概念がないツールでは必ず起きる問題である。

これらの非言語的な情報は、現状ではオフラインの現実空間をリアルタイムで共有することにより初めて効力を発揮する情報であり、それを用いるには極端な低遅延や空間座標の共有など、根本的にオンラインツールを設計し直す必要がある。それは単なる現状のカメラ画像を並列して並べるだけの方法の改善では実現できず、同一空間を共有するメタバース上でのアバターコミュニケーションへ移行する必要があるのかもしれない。

つまり、現実空間のように空間座標を参加者間で共有しない現状のオンラインコミュニケーションは、本質的に対面の持つリアリティを持てないのが問題なのではないかと考えている。身体的な接触がなく、空間を奪い合うこともないオンライン空間の特徴を考えると、他者との間にコンフリクトが生まれる必然はないだろう。つまり、オンライン空間では無意識下で確定する上下関係は発生する必然性がない。これはこれまでの人類が手に入れることができなかった利点だと言うこともできるかもしれない。そこでは身体性から乖離した完全に新しい純粋な人と人のフラットな関係性構築が可能なのだ。

そんな新しい可能性を秘めたオンラインコミュニケーションにおいても、過去の現実空間での対面ベースの関係性を引きずって、他者の力の影響から離れられない場面も多い。それはそれで仕方がないことではあるが、オンラインコミュニケーションを通じて適宜リセットすることはできるだろう。そのリセット作業を繰り返すことで、適切で合理的な関係性を再度構築できることが、オンラインコミュニケーションが与えてくれるチャンスだ。

しかし、オンライン・オフラインを問わず、ブレインくんが無意識のうちに脅威反応を起こしてしまうと、自由に物事を考えられなくなってしまう。考えなくてもよいということは、エネルギー消費という点ではポジティブである。他者から強い支配を受ける不利益があるとしても、それによって暴力を避けられたり、認知コストを消費したりしないのであればブレインくんにまかせているのである。なので、せっかくの関係性改善のチャンスをブレインくん的には是なのであると見逃してしまうことになる。

解放された奴隷がどうしたらいいかわからなくて、逆に解放を望まず元の隷属状態に戻りたがるという話はたくさんある。本来なら従う理由がまったくないのに、隷属の快適さ、すなわち認知コストを消費しないという省エネの快適さを選択するのである。それは本人の意思とは関係のないところで、報酬となってブレインくんを惹きつけ自律性を奪っている。

## 2 モザイクとイコライズ

コロナ禍後、コミュニケーションの一部がオンラインに移行するようになり、Ｚｏｏｍ疲れと言われるように、多くの人が息苦しさを感じることが増えた。移動することなく次々に異なる人々とのミーティングが続くことが疲労の主な原因であるように思える一方で、それ以外の理由もあるのではないかと思う。

それはそれぞれの人が持つ感受性の違いに基づくストレスだ。

コロナ禍後に、聴覚障害と視覚障害の方々とオンラインコミュニケーションの可能性について議論する機会があった。いずれも、Ｚｏｏｍなどのオンラインコミュニケーションにはオフラインと比べて利点が多くあるということだった。聴覚障害の場合、リアルタイムに字幕が出てくる仕組みは大変便利だし、手話翻訳のサービスにかかる手間と費用が圧縮できるということだった。視覚障害の方の場合は、移動の手間がなくなることが大きな利点ということであった。

　彼らの話を聞いている時、障害にも程度の差があって、その差によって補完が必要な機能に違いがあるということがわかった。振り返って、いわゆる健常者と呼ばれる人々はどうだろうと身の回りでヒアリングをしてみると、快適なオンラインミーティングを行う条件には様々な差があることが見えてきた。

　たとえば、相手の顔が見えないと会話ができない人がいる一方で、自分の顔を正面から映すことに強い抵抗を持つ人がいる。音声についても、適正なボリュームはそれぞれ異なっていた。

　さらに、相手に応じてカメラの切り替えや、音声ボリュームを調整したいという意見も多く聞かれた。それは、特定の相手のカメラを相手に気づかれずにオフにしたり、音声を小さくしたり大きくしたりすることで対人ストレスをコントロールして、コミュニケーションの質を上げたいということだった。それらの機能の一部はすでにテキストベースのSNSで、友達やフォロー中の相手の投稿を見ないためのミュート機能として実装されているが、リアルタイムのオンラインコミュニケーションでもそのような機能が必要とされている。

オフラインでのミーティングの場合、私たちは注意の仕組みを使って視覚や聴覚に意識的もしくは無意識的にフィルターをかけることができる。つまり、それは前述のような相手に応じた情報の量や質に脳内で誰にも知られずに調整を行うことができるということだ。たとえば、人の話を聞いているふりをしながら実際はまったく聞いていないこともあるし、カクテルパーティ効果のように喧騒の中でも注意を絞ることで特定の相手の話のみを聞くこともできる。

この快適にコミュニケーションを行うことができる視覚や聴覚などを通じた情報の感受性のレンジは、人それぞれに異なっており、さらには同じ人でも相手に応じて無意識にフィルターをかけて自分の快適なレンジに合うように調整している。たとえば親しい友だちとなら視線を頻繁に合わせたコミュニケーションができても、赤の他人にジロジロと見られることは愉快ではない。本来のオフラインコミュニケーションでは、そのようなモザイク状の感受性を相手や環境そして文脈に応じて無意識に調整しているのだが、脳が無意識下で自然に調整しているので実感する機会はあまりない。

しかし、オンラインミーティングでは、すべてが1つの画面とスピーカーに集約され、相手を問わずに常に同じ強さの刺激が与えられる仕組みになっている。各自のマイクのゲインは、一定の範囲になるようにプラットフォーム側で自動で調整される。相手が誰であれ、すべてのミーティング参加者が同じように横並びに表示される。しかし相手の周辺空間が表示されていても共通の空間座標情報が失われているため、オフラインのように相手や文脈に応じて個別に刺激強度を調整するフィルターをかけることが難しい。

コロナ収束後にも、オンラインミーティングが一定の割合で残るとするなら、この複雑な感受性のモザイクを補正するイコライザーのような機能の実装が必要なのではないだろうか。

聞き取りにくい声を聞きやすくする本来の音声のイコライジングだけでなく、聞きたくない声を小さくしたり、自分に圧力をかけがちな相手の顔を知られないようにオフにしたり、モザイクをかけたりする機能などはオンラインのデジタル情報だけに適応できる新しい可能性だ。それはオフラインで無意識に脳が行っていたイコライジング機能である。オンラインミーティングはオフラインミーティングの延長として利用することから始まったが、オンラインミーティングならではの認知的なイコライジングのような機能追加による快適なコミュニケーション空間を作る余地はまだまだあるだろう。

## 3 空間と注意

現状のオンラインコミュニケーションはオフラインコミュニケーションと比較して、前述の通り仕組み的に失われたものがある。1つは、空間座標を共有できないことによる非言語的な情報伝達の仕組みが使えないことであり、もう1つは空間に分散して配置されていた多様な情報がPCやスマホのようなデバイスに一元化されるために認知的なイコライジング機能が働かないことにある。いずれも空間情報の共有というものが重要な要素ということになる。

オフラインで機能するこれらの情報伝達の仕組みは基本的に空間とそれに対する注意によって構築されている。

では、コミュニケーションにおける空間の意味について、他者をも含めた空間として今一度考えてみたいと思う。僕は、他者というのは前述の通り、基本的に身体に基づくパーソナルスペース間の競合を引き起こす存在だと考えている。

競合が起きれば、どちらかがその競合空間を獲得する。しかし、誰かに取られた競合空間は、それを取った他者がいなくなってしまえば自分のところに戻ってくる。つまり、自分のテリトリーを作る境界線というのは、自分の意思とは別に他者の振る舞いによって常にダイナミックに変化するようにできている。このダイナミックに更新され続ける境界線を常に意識し、変化する社会的文脈に合わせて行動を切り替えるために要求されるのが社会的知性だ。そしてこの境界線にもたらされる変化に対して、効率的に反応するよう設計されたのが脳の脅威反応であり、脳の不合理な特性、ブレインくんである。

本来であれば、脳は変化に応じて脅威のレベルを適宜調整し、競合相手がいなくなれば脅威反応を解除するべきなのだが、一旦脅威を見つけた後は変化に対して対応することへのコストを惜しむのもブレインくんの特徴で、相手に応じていちいち考えるのが面倒だからずっと我慢していればいいじゃないかということになりやすい。なまけもののブレインくんにかかると、社会的な競合は負けがこむことが多いのである。

さらに、パーソナルスペースは、身体の物理的な到達範囲以外の要素でも規定される。それは自他の注意だ。身体をベースとした空間の競合は上下関係において確定するため比較的安定に保たれるが、身体から離れた注意空間は常に移動し続けるので動的に更新され続ける状態にある。そのようにオフライン空間では注意のスキャンによって作られる注意空間が存在している。注意は、特定の個体が空間上のどこに注意を向けているかの情報で、私たちは視線をメッセージとして利用できるし、言語を介さずに相互にそれを理解できる。

たとえば、誰かが僕の前に置いてあるバナナに手を伸ばそうとした時、僕が相手の目を見て、バナナを見るという動作を数回繰り返すと、その目の動きに気づいた相手は取ってはいけないものだということを勝手に理解して、手をひっこめる。言葉はなに一つ発していなくても、目の動き、つまり注意の制御によりバナナは僕のものだという自分の意図を伝えることができる。

注意の特徴は、身体的パーソナルスペースから離れたところにもその対象を向けることができることにある。目は、本来視覚情報を外部から獲得するための感覚器として進化してきたが、捕食動物と被捕食動物の関係にある動物にとってはお互いがどこに注意を払っているかは生死に関わる重要な情報なので、それを理解する能力とそれを隠す能力が進化してきた。

カンブリア紀に爆発的な生命の進化が起きたが、それは目の発現と進化が原因だと言われている。目を獲得した生物は目を持たない生物と比べると圧倒的な強者になるし、被捕食動物もそれに対抗して逃げるための目と、食べられないように強固な外皮を持つようになった。その両者の進化によって多様な生物が生まれる大爆発が起きたというのである。

捕食者の目の動きは、被捕食者側からすると自分を守るための重要な情報であるが、捕食者側からすると見られては困る情報である。同じように被捕食動物も別な動物を食べるわけなので、同時に捕食動物になる。つまり、すべての動物は目の動きがバレないほうがよいことになる。

しかし人は、ほかの動物種と比較して白目が明瞭で、むしろ視線を外に対して見せ、その情報を有効に使うための進化をしてきたのだと考えられる。つまり、人においては視線を隠すよりも、他者に対して明示的に見せるほうが生存に有利だったということになる。

人の注意の利用方法はほかの動物と比べて異なっている。特に視線をどこかに向けることで相手の注意をそちらに誘導して、意図を伝える共同注視のような機能は、人を特徴づける機能の一つである。これができる動物はあまりいないとされている。たとえば、普通の犬や猫はできないし、チンパンジーでも全員ができるわけではない。

自閉症などにより視線を使った情報を受け取ることが苦手であったりできない場合に、会話の相手にコミュニケーション上の違和感が発生し、社会的な意思疎通に困難をきたすことが知られており、視線は日常的に必要とされる非言語的な情報伝達機能であることがわかる。視線を使った情報の欠落によるこの違和感は、本人にはまったくわからず、それを見た相手のほうにだけ発生する。

注意は、パーソナルスペースと異なり、常に移動している。これを外部から意識して観察することとの認知コストは大きい。なぜなら、それを意図的に常時トラックするということは、こちらの注意を意識的にそこに向け続けないといけないからだ。

実は、そのような他者の注意の移動を自動的にトラックする仕組みを私たちの脳は持っている。これは無意識下で行われるトラッキングの仕組みで、側頭葉を中心に埋め込まれている脳の仕組みの一部である。そして他者への注意方向に含まれる情報は社会的な抑制を自動的に引き起こすことになる。たとえば、先ほどのバナナの例のように、誰かがそれに手を伸ばそうとした時に、それをあなたが見つめていたら、バナナを取るのを躊躇するだろう。つまり、目の力はパーソナルスペースを超えた空間にも及ぶことになる。

現状のオンラインコミュニケーションの特徴として、空間座標を共有していないことが特徴だと前述したが、注意の影響は残っている。

オンラインコミュニケーションにおける注意の議論はあまり見ることがないが、私たちの無意識でのトラッキングシステムはオンラインコミュニケーションでも当然常時動いている。それは無意識で処理される自動的な機能だからである。その証拠として、オンラインコミュニケーションでの相手の目の動きが空間を超えて私たちの脳にインパクトを与える瞬間を感じることがある。実際それは完全な誤解であっても、というか完全な誤解でしかないのだけれど、脳がそれを受け取る条件が偶然揃うと相手と目が合ったという経験が立ち上がって認識される。

たとえば、画面の相手が自分を見つめている場合、普段は相手はカメラを見つめているのだなと思うだけなのに、ある時、相手の目の動きから意思疎通ができたような瞬間が偶然起こった経験はないだろうか。これは、オフラインコミュニケーションで頻繁に起きる共同注視などと同じことなのだが、実際にその偶然の誤解が発生するには、その時に進行している会話の内容、そしてその内容にフィットする非言語情報としての目の動きが合致していなければならない。

つまり、コミュニケーションコンテンツの示す文脈と合致した目の動きでなければ情報として有意に働かないということになる。そして、実際にはこの文脈合致だけではなく、表出のタイミングもずれてはいけないということが重要である。

たとえば、オフライン空間で会議室に誰かが入ってきた時に全員が入り口に注意を向けると、その意味は明白だ。通常みんなの注意が入り口に向く瞬間はほぼ同じタイミングで発生するが、オンライン空間では遅延があるので、オフラインで起きている条件ではそれが発生しない。新たにミーティングルームに入ってきた人が表示されるディスプレイ上の空間位置はそれぞれの環境で異なっているし、参加して表示されるまでのタイミングがそれぞれの回線によってずれるからである。

しかし、もしオンライン空間に誰かが入ってきた瞬間に、それらの空間の共有やタイミングのズレを超越して、全員の視線がその人が表示されたカメラ画像のほうに同時に向けられたとしたらどうだろう。おそらく、全員がそれにびっくりしながらも脳は共同注視の情報を受け取ることができるだろう。

コミュニケーションの言語情報、非言語情報のいずれも本来は同期していることで意味が発生する。しかしそのどこかに遅延が生じたり、空間情報が共有されていないと、同期が起きないために非言語情報は見えているのに宙に消え、その意味を失ってしまう。読み手のいない間の悪い情報は消えていくのだ。そのため、オンラインミーティングでは、消えていく情報が非常に多いことが特徴だ。

逆に、前述のように非言語情報が偶然に文脈に同期すると、突然意味が発生するところが脳の面白さであるし、それが起きるように今後のオンラインコミュニケーションのプラットフォームを設計するのは意味のあることのように思える。

そのような意味で注意の仕組み、つまり目の力をオンラインコミュニケーションで効果的に使えるようにすることは現在実装されていない機能であるが、技術的課題として興味深いところである。今後、オンラインコミュニケーションがメタバースのような人工空間を使ったプラットフォームに移行した場合に、コミュニケーションの仕組みを再度設計し直す必要があるだろう。そこではオフラインが持つ空間競合を引き起こさない、ストレスフリーの環境を作ることができるはずだ。たとえば、お互いのスペースは絶対に競合しないようなアバター間距離を確保するとか、各自にパーソナルなイコライザーを実装して刺激強度を最適に自動調整するなど。

その空間は現実と同じように非言語情報も利用できるようになるだろう。それを上手に利用するには、自己を意図的に俯瞰する作業が必要であり、それによって自分と他者のブレインくんを別人格化・客観視することができるようになる。その結果としてあらゆる空間における日常生活に合理性を勝ち取ることができるようになるだろう。

## 4　境界と現実

脳は様々な不合理な特性を持っている。大きな声には脅威を感じるし、うまくおだてられればその気になってくる。考えることは嫌いだし、できることとならなにも考えずにいつも同じことの繰り返しで過ごせるとうれしい。問題が発生すれば対処方法を考えて、新しい仕組みを学習し自動化することはやぶさかではないのだけれども、多少損するくらいなら考えないで済むほうを選びがちである。結果的に合理的ではない選択をしても、イソップ寓話の酸っぱい葡萄のような勝手な理屈をつけて合理化をしてしまう。

そんな脳を見ると、よくこんななまけものが進化的に生き残ってこられたものだなと感心しないだろうか。ブレインくんは、ある意味で社会性動物としての人間の骨格をなす脳の仕組みと言える。社会を作ることで、私たちは外敵から効率的に身を守ることができるようになった。それは不合理性を超える価値として私たちの生存に関わっていたのだろう。しかし、現在は生存よりも不合理のデメリットのほうが大きくなっている。

そんな不合理な特性を持っている脳の意のままに生きるとはどういうことかと考えてみると、「自分が設定した主観世界の中で生きていく」ということになるのではないか。ブレインくんが一番気にしているのは省エネで、認知コストを増やすような合理的な行動選択を自然に行うことは苦手だ。

私たちは、普段ブレインくんを意識することなく暮らしているので、私とブレインくんが一体になっていることが多い。ブレインくんが不快に思うことは私の不快さと同じだったり、ブレインくんが不合理な意思決定を行っても私はそれを抑えることができなかったりする。ブレインくん主体の主観世界に生きるとはそういうことであり、不合理でありながらも本人はその不合理さに気がつくことがほとんどない。

一方で、不合理な特性を持つブレインくんと私の間に境界を設定し、両者を分離することで、ブレインくんを客観視することができるようになる。この脳を中心とした主観世界を俯瞰する私というメタな視点を持つことで、自分自身だけではなく、他者の不合理な振る舞いの奥に潜んでいるブレインくんの存在に気がつくことができるし、自分のブレインくんに対処する場合と同じようにそれを客観視できるようになる。この自在な視点移動が様々な可能性を切り開くことになる。

脳の不合理な特性により、合理性を欠く振る舞いを行う他者も自分も、俯瞰する合理的な私の視点からするとバグだらけの制御ソフトウェアで動作する自動運転の自動車のようなものだ。青信号なのにブレーキを離さず止まったままだったり、鳴らさなくてもいいのに必要以上にクラクションを鳴らし続けたり、すべてのユーザーがメーカーにクレームを入れるのは間違いないようなことも、ブレインくんと一体になっている自分のこととなると素直に受け入れてしまう。ブレインくんと私の間の境界が存在しない世界では、それを疑うことができないのだから。

必要に応じて私とブレインくんの間に境界線を引いて自由自在に分離しよう。ブレインくんの変な癖を適宜修正しよう。ブレインくんが青信号で無駄に止まっているなら、ブレーキを離してアクセルを踏んでちゃんと前に進もう。ブレインくんが無駄にクラクションを鳴らしているなら、冷静になってクラクションを止めよう。簡単なことだ。そして、そのやり方をブレインくんと一体になっているほかの誰かの振る舞いにも当てはめて理解してみよう。きっと世の中の流れは今よりもわかりやすくなるし、もっと効率よくなるはずだ。

さらに、私たちはオンラインコミュニケーション空間という自然現実の外側に重ねられる人工現実という新しいレイヤーを手に入れることで、これまで自然現実の1層しかなかった環境現実を多層に拡張することができるようになった。そして、人工現実の作り手としてその不具合を調整することで、環境現実における脳の様々な社会的特性を明確に意識できるようになった。

オンライン空間は現実空間と地続きであるように見えるが、実際はデジタル技術で作られた人工的な空間であり、自然現実空間とは明確な境界がある。この2つの異なる空間を、私たちの脳は勝手につなげてさらには隙間を埋めてしまうので、境界がなくつながっているように感じてしまう。そのため、本来なら必要のない様々な社会的な抑制がオンライン空間に持ち込まれてしまうし、それによって無駄な社会的ストレスを抱えてしまう。コロナ禍以後の世界では、そのストレスを多くの人たちが実感したことだろう。
しかし、逆にこれまでは存在しなかった新しいオンライン空間という人工現実空間を自然現実空間と意図的に境界することができれば、オンライン空間本来の機能を効率よく使えるようになるはずだ。

この作業は、無意識の私であるブレインくんと、意識的な私を境界する作業とよく似ている。

意識と無意識、自然現実と人工現実の関係性は実はそっくりだ。両者は実体として一体であるようにできているが、一体に見えるがゆえの錯覚や誤解などの不合理が多く発生する。しかし、意識と無意識の間に、そして、自然現実と人工現実の間に境界を設定して、それを意図的に操作できるようになると、様々な可能性が広がってくることがわかる。

特に、これからの環境現実を境界する境界線は、情報技術の進歩によりますます区別がつかないものになっていく。この環境現実の人工現実側への拡張は、新しい情報伝達の手段として、現在のオンラインコミュニケーションとは異なる空間性を持ったものとなるだろうし、遅延の問題も解決されていくことで、非言語的情報もコミュニケーションに有効に使えるようになってくる可能性が高い。

そのような新しいオンラインコミュニケーション技術が日常で普通に使われるようになると、これまでになかった様々な問題が出現する可能性があるだろう。なぜならそこでの情報はすべてデジタル情報であり、ということはいくらでも改竄可能な情報であるからだ。そして、その改竄に気がつくことはますます困難になっていくだろう。

私たちが、ブレインくんという別人格を作って意識と無意識の間に境界を作ったように、今後は自然現実と人工現実の間にも境界線を引く努力が必要となってくるだろう。その現実の境界はどのようなもので、どのような方法を使えば設定できるようになるのだろう。

そのような作業を丁寧に始めてみると、「現実とはなにか」という誰も疑わなかった当たり前の疑問が猛烈に湧き起こってくるのである。そもそも、現実というものはどのように定義すればいいのだろうか。

# VI

# 現実を科学する

本章では、現実とはなにかについてもう少し深く考えてみようと思う。現実というのは、あまりに自明過ぎて意味について考えることや疑うことがない。その存在はブレインくんと似ている。しかし考え始めるとどこまで行っても答えが出てこないのである。哲学者たちが2000年以上かけても答えが出ていない問いではあるが、面白い課題だと思うので少し挑戦してみたい。

みなさんは、現実について疑ったことがあるだろうか。積極的に現実を疑ったことはないかもしれないけれど、自分が今どこにいるかわからない感覚というのは一度くらいは味わったことがあるのではないか。

僕は昼寝から覚めた時に窓の外が薄暗くて、もう朝なのかと思って慌てて起きたことが何度もある。もしくは、旅の宿泊先で目を覚ました時に、自分が自宅ではないどこかにいるらしいことに気がついてびっくりすることがある。

いずれも睡眠中の無意識状態から、目を覚ます意識状態に転じる瞬間に発生するのだけれど、自分の身体がどの時間帯のどの場所にいるのかということが意識状態を作るのに非常に重要な意味を持っていることが実感できる。そして、そのいずれも定まっていないと、私たちの意識というのは立ち上がらないのではないかと思う。そう考えると、意識には時間と空間の連続性が担保されていることが重要な構成要素なのかもしれない。一旦起点となる時間と空間ができ上がれば、そこから連続的に意識が構成されていくプロセスは、誰もが毎朝目覚めの瞬間に体感していることだろう。当然ながら、無意識はその背後で連続的に動き続けていて意識を支えている。

そして、現実とは、連続した無意識と、それと連動する不連続な意識によって作り上げられている主観的な世界なのだと言い換えることができるのかもしれない。

## 1　現実の裂け目

僕が現実というものに疑いを持ったのは、２０１０年前後に理化学研究所の僕のチームでSubstitutional Reality（ＳＲ、代替現実）という技術を開発した時からだった。ＳＲについて簡単に説明すると、ＳＲの体験者はまずＶＲゴーグルをかぶる。かぶった時に見えているのはかぶる前と同じ目の前の風景だ。その風景はＶＲゴーグルの正面についているカメラで撮影されたリアルタイム映像である。もちろんカメラからの映像には意図的な遅延を入れていないので、目の前には見えるべきリアルタイムの現実の風景が見える。ＶＲゴーグルの画角に合わせた裸眼視野よりも狭い範囲の映像だが、ＶＲゴーグルをかぶる前と同じ空間が目の前に見えているのでそれを疑う理由がない。

リアルタイムのカメラ越しの映像をＶＲゴーグルで見るという経験をしたことがある人は当時も今もあまりいない。なので、ほとんどの人は不安になって自分の手を見つめることが多い。国外でもデモを行ったことがあるけれども、その反応は国を問わずみな同じだった。どうやら現実を確認するために自分の身体を見るというのは世界中で共通らしい。

そのようなカメラ越しのＶＲゴーグル内の映像をしばらく見てもらい、慣れた頃に本人に気づかれないようなタイミングでＶＲゴーグルの画像を過去に撮影した３６０度動画に切り替える。その時ＶＲゴーグルに表示されている過去の映像は、体験者の頭の位置であらかじめ撮影された３６０度動画である。この映像はＶＲゴーグルについたモーションセンサーのデータを元に３６０度動画からクロップされた過去映像であるが、撮影のカメラ位置と体験者の頭の空間座標位置がいっしょなので、部屋の壁、窓や家具などはライブカメラの映像とほぼ同じ場所に同じように見える。上手に映像を切り替えるタイミングを作ると、ほとんどの体験者はこの切り替えに気がつくことがなく目の前に現れた過去の映像を現実の映像だと勘違いして、その映像の中の人とコミュニケーションを行う。たとえば、こんにちはと言われればこんにちはと答えるし、写真を撮るのでポーズをとってくださいと言われれば足を組んでピースサインを出す。誰もいない空間に向かって。なぜなら、彼らが見ている映像は過去に撮影された映像で、実際には目の前には誰もいないのだから。

SRは当初ライブ映像と過去映像を切り替えるだけの機能しかなかったので、切り替えのタイミングがバレてしまって、映像の真偽の確認のために体験者が自分の手を見れば完全に見破られてしまっていた。自分の手が見えれば現実で、自分の手が見えなければ過去というわけだ。

ところが、ライブ映像と過去映像をブレンドして重ね合わせるようにすると様子が大きく変わってきた。たとえばライブ映像と過去映像を50％ずつブレンドすると、自分の手が見える一方で、過去映像がその世界に浸潤してくる。現実を浸潤してくる過去映像はもはやライブ映像と区別がつかない。目の前に誰かが立って話しかけてきた時、その人は本当にそこに存在するのか。

近くなら手を伸ばして触れてみれば本当にいるのかいないのかの区別がつく。しかし、少し離れた場所にいる人についてはその方法は使えない。理性では見えているものが本当にそこにあるのかないのかを判断できない。このような体験は現実では起きることがない。現実空間では、見えているものは必ず存在するし、存在しないものは見えないことになっている。つまり視覚映像中の存在の真偽を疑う能力は人の脳にはなく、途方に暮れるしかない。その結果、今ここという意識を構成する情報が減弱し、心と身体が離れる幽体離脱のような離人的浮遊感が発生する。

現時点でまったく科学的論拠があるわけではないが、このライブ映像と過去映像のブレンド状態で発生する浮遊感と自己帰属感の減弱は、私たちの心に効く。たとえば昼寝から覚めて、自分がどの時間のどこにいるかがわからなくて焦ることがあるけれど、通常は時計を見て時間を確認し、自分の部屋にいることを確認できれば心と身体が一体化し不安は解消する。

しかし、SRを使うことで現実認知に支障をきたすと、その不安は解消されないまま継続し、自分という主体が身体から剝《は》がれる感覚が発生し、身体から離れた主体は段々と輪郭が曖昧になりぼんやりしてくる。SRという比較的簡単なテクノロジーを使うことで、いとも簡単に理性では区別することができない現実の裂け目を作ることができたのだった。そして、その裂け目から見える現実は、これまで僕が疑うことなく信じていた確かな現実とはまったく異なったものであった。

もしかしたら、現実には確実な底なんてものはないのかもしれない。それはどこにつながっているのか？　演劇の舞台裏を見てしまったような、とにかく底が抜けてしまった現実とどのように向き合えばいいのかがわからず途方に暮れるばかりだった。

　いわゆるデジタル技術が作るオンライン空間やVR空間は、現実とは異なる空間であるという前提をあらかじめ理解した上で利用する。すなわち両者の境界は明示的に存在する。もちろん、前章のオンラインコミュニケーションの特性のように、脳が気づかないふりをしてその境界を埋めて現実の延長のように反応することはあっても、オンラインコミュニケーションとオフラインコミュニケーションの境界がわからなくなるということはなかった。

　SRがそれらの技術と異なっていたのは、主観的に現実と地続きの仮想的な世界を作り上げることができたということだった。この主観的には区別がつかないということ、つまり境界線を引くことができないということが重要で、それはすなわち、いつどこに裂け目が発生するかは裂け目を操作する人以外にはわからないということなのだ。

　実際にSRでの底が抜けた体験をするまで、その状態を表現する言葉を僕は持っていなかった。唯一浮かんだのは「幽玄」という言葉だったが、幽玄という言葉を知っていても、それを実感することはそれまでなかった。

　能楽の幽玄空間では、死者も生者も同じように存在するし、両者の間で普通にコミュニケーションを行うことができる。そのような生者死者を問わず、誰かの主観的な世界が複数重なり合った不思議な舞台空間を幽玄の世界だと言うのであれば、SRが作る世界は幽玄であろうし、実は現実というのはテクノロジーが介在していないだけで、同じように幽玄と同じ世界構造を持っているのかもしれない。多くの人々の異なる主観世界が重なり合って同時に存在しているのだから。

## 2 世界を裏返す

そんなSRという技術が突然目の前に現れて、僕の中の世界がひっくり返るようなインパクトに途方に暮れつつも、一方で僕はその可能性にワクワクしていた。

そんな時、パフォーマンスグループ「グラインダーマン」の田口さんと伊豆さんのお二人と出会って、SRと社会的関係性について議論する機会があった。当時のグラインダーマンは巻き込み型の作品を作ることが多く、社会的関係性についていろいろな議論をすることができた。その中で、SRを使った体験型のメディアアート作品を作ろうという話に

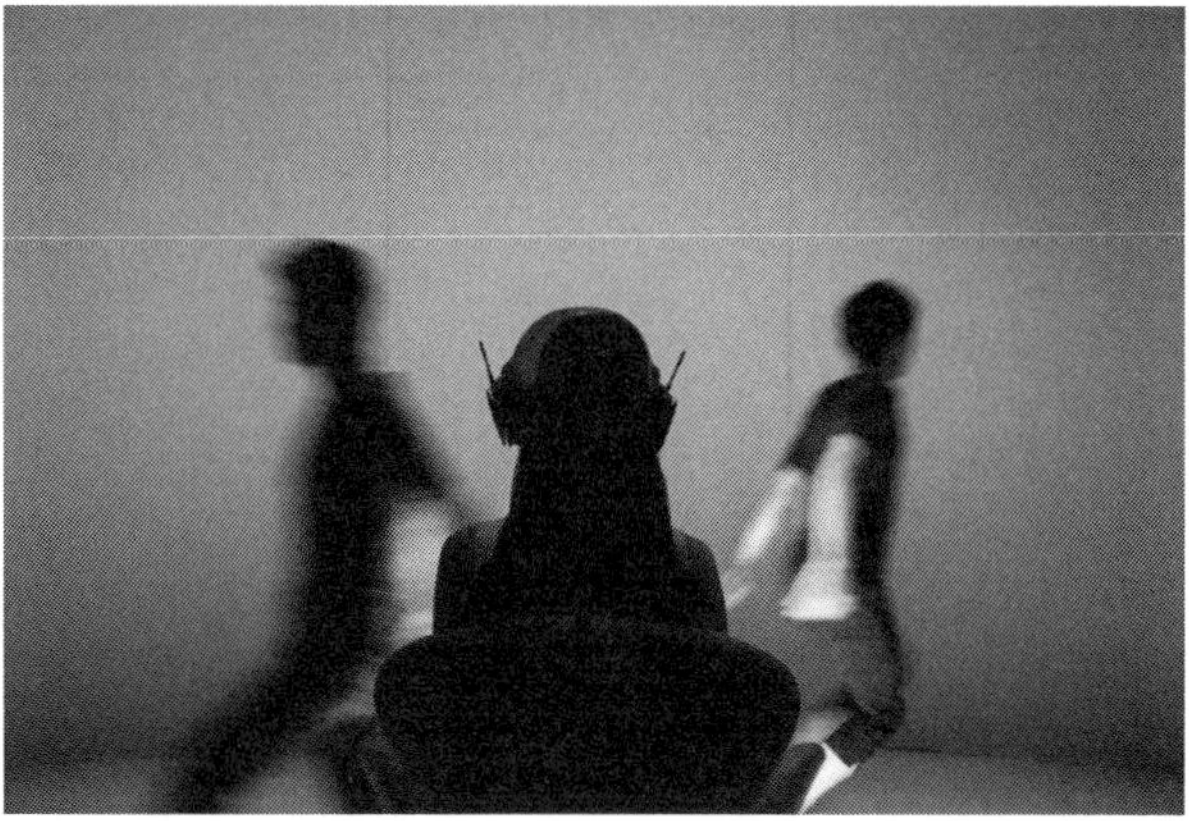

©GRINDER-MAN

なり、最終的にグラインダーマンとはこれまでに4つの作品を作ることができた。ここでは重要な最初の3作について説明したい。

　最初の作品名は「Mirage」である。

　Mirage の体験者は1人で椅子に座っている。その体験者の目の前に2人のダンサーが現れる。エイリアンヘッドと呼ぶヘッドマウントディスプレイ（HMD）をかぶった体験者にはかぶる前と同じ場所にダンサーが立っているので、カメラ越しのHMDの画面であってもその存在を疑うことがない。しかしパフォーマンスの途中では、過去に記録したダンサーの映像と現実のダンサーのブレンド状態を介して2つの現実を行き来するので、目の前のダンサーが本当に存在しているのかどうかの判断がつかなくなる。つまり、人は絶対確実な現実というリファレンスを失うと心と身体の接続が曖昧になる。唯一のよりどころである自分の身体にダンサーが触れると、その瞬間だけ慣れ親しんだ現実が立ち上がり心と身体が接続されるが、過去と現在を数回行き来するとすぐにそのつながりははかなく消え去ってしまう。その現実への接続の曖昧さは日常生活では実感できない。しかし、テクノロジーを使って現実という限定条件に介入を加えると簡単にそのつながりを弱めることができる。それは、現実から断絶した主観的世界に閉じ込められている自分を実感するということに等しい。

Mirageを通じてわかったのは、SRが操作するのは主観世界と身体の境界なのだということであり、テクノロジーを使うことでその境界を引き剝がして、自由に操作することができるということだった。

そこから2年ほど経ったところで、「The Mirror」という2つ目の作品を作った。この作品の狙いは、Mirageで操作できることがわかった主観世界と身体の境界の合間に、狙った情報を紛れ込ませることができるかということだった。

The Mirrorでは、Mirageと同じように体験者は1人で椅子に座ってHMDをかぶるが、目の前に『2001年宇宙の旅』に出てくるモノリスのような真っ黒なモニターが立っている。そこには、様々な映像のほかに、自分自身が鏡のように表示される。しかし、鏡と

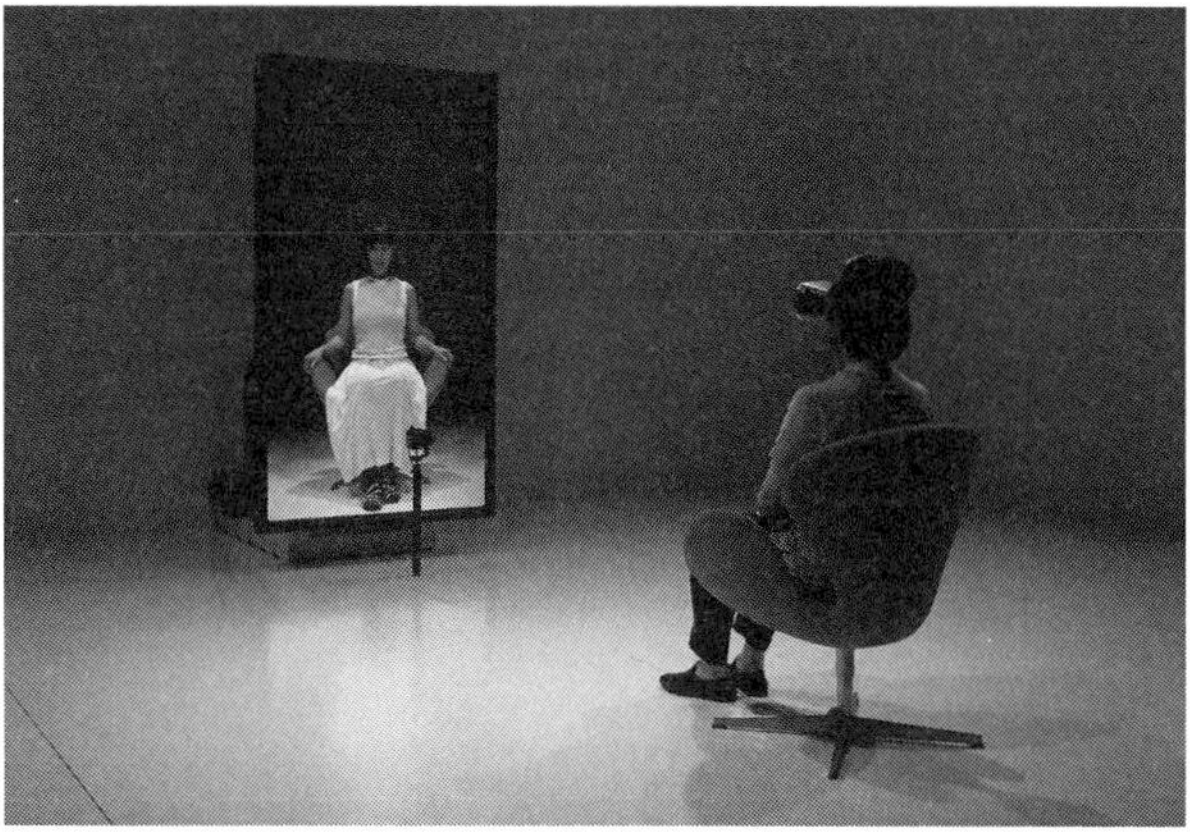

©GRINDER-MAN

異なっているのは、そこに映る映像が必ずしもリアルタイムではないということだ。Mirageでは目の前の空間におけるダンサーの過去と現実の2枚のレイヤーが混ざって見えていたのに対して、The Mirrorでは、自分の周りの今と過去だけではなく自分自身の現在と過去のイメージ、さらには遠く離れた別の場所の映像もブレンドされて目の前に現れる。つまりＨＭＤという主観世界の窓を通じて5層のレイヤーが重畳・加算されて展開される仕組みになっていた。

前章でも書いた通り、遅延がある自分の映像を自分だと認識することは難しい。その認知の隙間を突いて、自分ではない過去の自分を現在の自分自身と重ね合わせることで心身の分離を促し、そこからその境界の隙間にさらに情報を差し込んでいくという複雑なことをThe Mirror

では試みた。

『The Mirror』は熊本現代美術館で初公開され、その後、Media Ambition Tokyo、ポーランド、台湾のアートフェスティバルで展示を行った。文化や国籍を問わずいずれの公演でもその独特の浮遊感溢れる体験は、すべての体験者に共通の感想であった。差し込まれた遠隔の映像は現実の空間に溶け込み、主観的には体験者の現実の一部として目の前に繰り広げられた。

心身の境界をこのような形で操作できることはそれまでなかったと思う。体験者が気がついているかどうかはわからないが、実は体験後に取り戻す現実感は体験前とは違う現実であり、いつでも『The Mirror』で開いたその境界はパックリと口を開くのである。つまり、『The Mirror』では体験者の心に、傷をふさぐ痂《かさぶた》のように、開いた境界の痕跡を残せたのではないかと思っている。


そして、3作目が「Neighbor」という作品である。この作品は前2作とは異なり2人で同時に体験する。ここでは、人と人の関係性にテクノロジーがどのような形で介入できるかという挑戦を行った。

この作品では、体験者2人とダンサー2人が同じ空間を共有する。それまでの作品と同

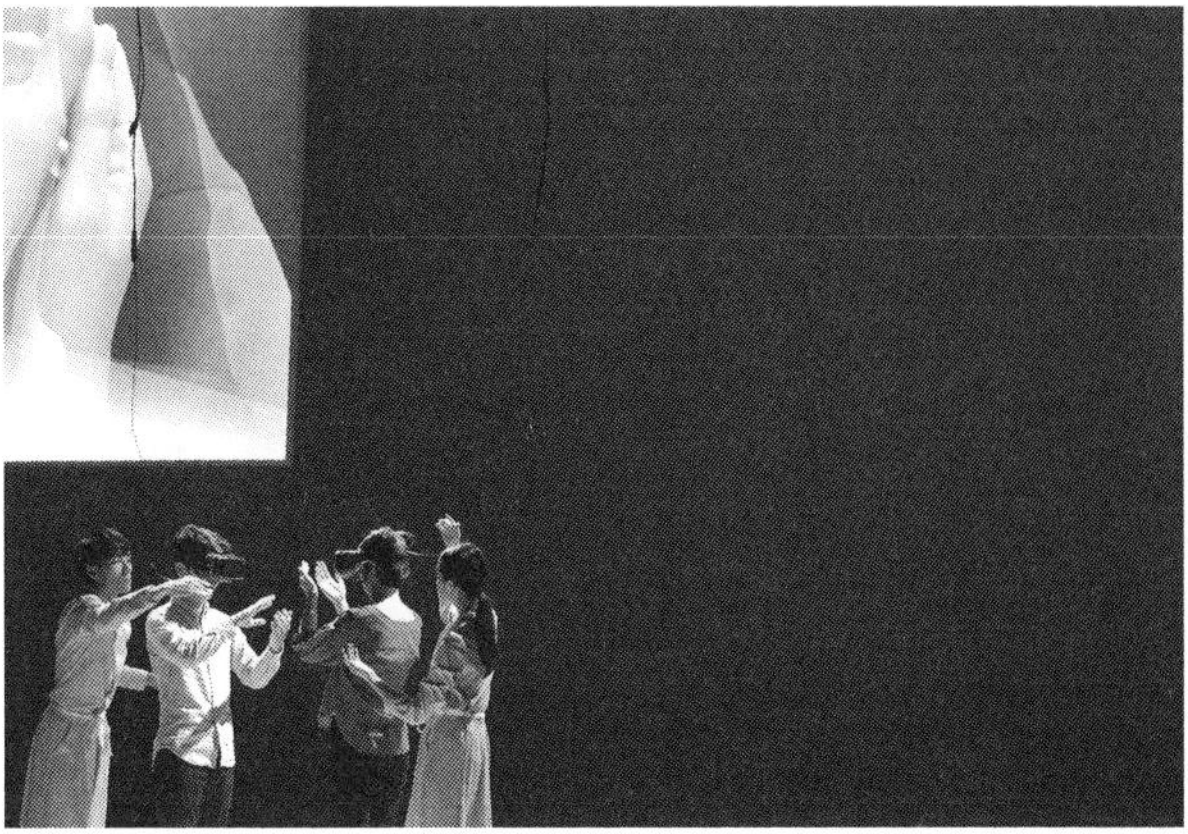

©GRINDER-MAN

じく、現実と過去が重なり合う空間で、体験者とダンサーが手をつなぐことで身体感覚を共有しながらパフォーマンスが進んでいく。

体験者はもう1人の体験者と手をつないでいると思っていると、過去のダンサーと手をつないでいる映像とブレンドされ、さらにダンサーだけと手をつないでいる映像になる。手をつないでいる感覚は現実の体験者との間で続いていて、視覚的にその相手が複数の間を行き来することによって映像上の体験が現実と架橋されてしまう。手をつないでいる相手が、現実のダンサーなのか過去のダンサーなのか、現実の体験パートナーなのかが判断できなくなるのである。

面白いことに、本当は体験者同士で手をつないでいるのに、映像の過去のダンサーが手を離すと、それに誘導されて体験者はどちらからともなく手を離してしまう。その逆もあり、映像のダンサーが手をつないでくると、それまで手を下げていた体験者同士が映像に誘導されて手をつなぎ始める。その場合は映像上ではもちろんダンサーと手をつないでいるので、主観的にはダンサーと手をつないでいることになるが、実際には体験者同士が手をつないでいる。

この映像介入によって主観的身体感覚が上書きされる体験を何度も繰り返すことで、体験者同士の関係性が特別なものになってくる。

それまでの2作品では、体験者1人の現実と主観世界の境界を、体験者視点の現在と過去の視覚情報を混在させ、両者を行き来することで操作していたが、Neighborでは他者との身体的接触と関係性を通じてそれを操作した。その結果生まれたものは新しい現実の関係性の構築と介入であった。

本作の体験にあたっては初めて会った同士の男女をペアリングし、体験前にはまったく知らない人同士の関係が体験後にどのように変わるかを知ろうと思った。その結果体験者同士に深いつながりを作ることができた。これは初演のテルアビブでの公演でも、オーストリア・アルスエレクトロニカでの公演でも同じだった。終了後に体験者同士がニッコリと笑い合い、場合によってはお互いにハグするシーンを見て、周りで見ている人々から温かい拍手が生まれ、作品周辺の空間にも広がる素晴らしい一体感を作ることができた。コンテンツの内容はプロジェクターによって観客にも共有されているため、2人の体験者の主観的世界を垣間見ることでその場にいるすべての人の間に一体感が生まれ、体験者だけではなく、観客にもその浮遊感が伝播しているようだった。

僕はSRを使ったこの3部作で、脳と現実の間の境界をテクノロジーの力を使って操作する技術や可能性について探ってきた。そして、その結果として私たちが所与のものとして、そして当たり前だと信じている「現実」というものについて深く考えることができるようになった。

しかし、それを誰かと共有することはとても難しかった。なぜなら身の回りで「現実」を疑うということを行っている人がほとんどいなかったからだ。僕らのアート作品を通じて、現実を疑う体験をした人は延べにしても1000人はいないだろう。その体験は彼らの中には残っていても、言語化されて伝播することはほとんどなかった。そもそも言語化が非常に難しい主観的な体験だからだ。

しかし、Mirageの体験をいまだに覚えていてくれて、熱く語ってくれる人が確かにいるので、それはなにか特別なものとして体験者の心に残っているのだろう。

それから10年近くが経って僕はようやくそれを言葉にできるようになってきた。そして、

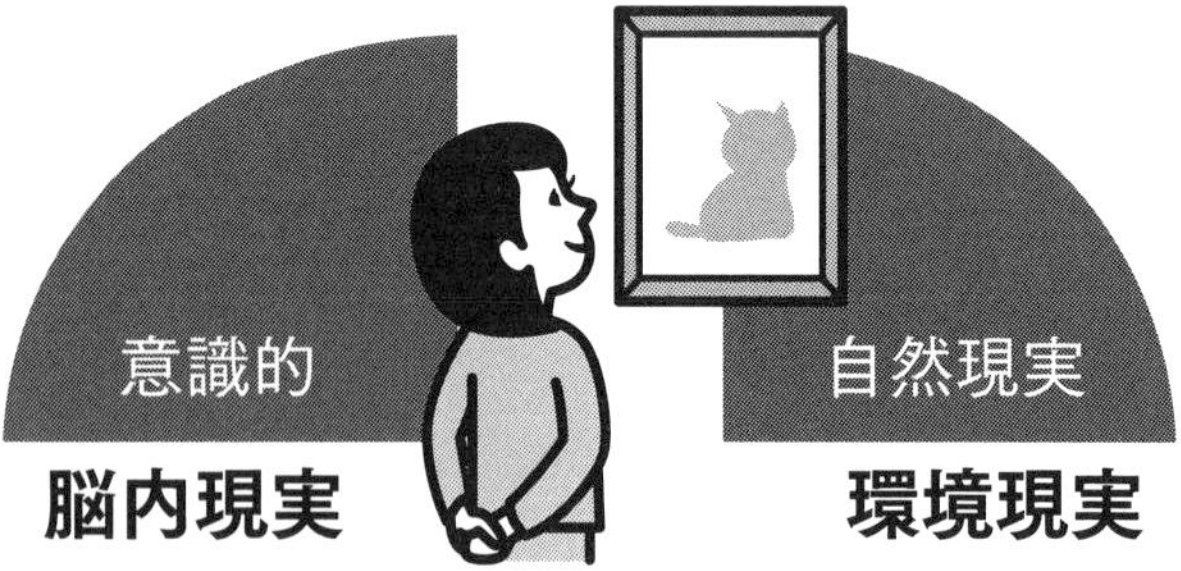
意識的
自然現実
脳内現実
環境現実
普段過ごしている自然科学的な世界

それは僕の脳科学での研究者としての疑問と面白いくらいに重なり合うのだった。それが現実科学という考え方だ。

## 3　曖昧な境界

第2章、第3章では、ブレインくんを別人格として、「自分」と分けて認識することで不合理な自分を理解し、モチベートすることができるというエピソードをお伝えしてきた。「意識と無意識」。その境界はとても曖昧で、人それぞれに異なっている。それと同じく自らを取り巻く環境である「自然現実」と介入された「人工現実」の間もまた境界を定義することは難しいものになってきている。

しかもSR3作品で確認したように、同じ自分の中でも、時間の経過や経験、環境文脈によって、この2つの境界の

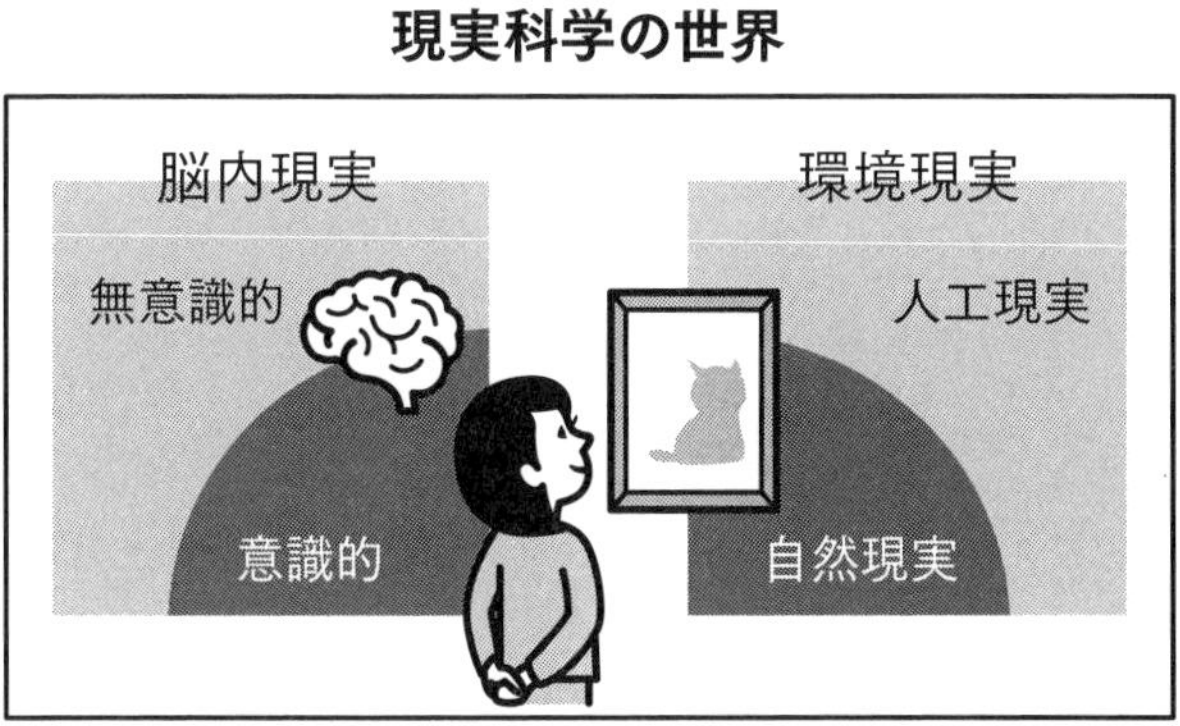


現実科学のフレームワーク

位置は自在に揺らぎ、常に変化している。そして、それを観察する意識の主体である自分自身を脳と切り離すことができないのであるから問題はますますやっかいになる。

僕はこの現実というものを疑い始めてから、自然現実と人工現実の境界をＶＲ技術を使い、意識と無意識の境界をブレインテック技術を使って理解するため、日常社会を舞台に日々境界を操作する実験を続けている。ほかの神経科学者が決してやらないような社会実験である。

一般に神経科学では脳を自然の一部として客観的に観察する。そこでは、観察主体である自分と観察対象の他個体の脳の間の境界は明瞭に定義できる。なので、その境界について悩むことはほとんどない。唯一悩むとすると、意識研究においてかもしれないが、意識研究者は主観的意識体験にしか興味がないことがほとんどで、意識と無意識の境界とそのダイナミクスに関して議論することはあまりない。クオリアという言葉を聞いたことがある人は多いだろうが、意識研究者はクオリアが発生するメカニズムを議論することがあっても、クオリアを支える無意識や環境の存在は自明であるという前提があるので、意識と無意識の境界についての議論が深まることはあまりない。つまり、意識研究者は脳の機能の一部にしか注目していないということになる。

一方で、自然現実と人工現実の間は、長らく明瞭に区別することができていたので、それを議論すること自体がナンセンスであった。目の前に自然現実と人工現実を境界する壁があるのに、それを議論することの意味を見出す人はいなかった。しかし、SRの事例を出さなくてもこの世の中はすでに現実と区別のつかない虚構に溢れている。私たちが現実だと思っている世界は、すでに様々な形で人工的な現実情報がオーバーレイされており、人工的な情報がまったく介在しない生の現実はほとんど存在していない。

とはいえ、これまでの人工的な現実は、スマートフォンのような情報機器を通じて提供されていたので、その情報を人工的なものとして区別したり遮断したりすることが可能であった。しかし、近年のVR技術のような認知体験型の情報機器を通じた体験は、その区別を難しくし始めている。今後出現するＡＲグラスのような様々な情報機器がもっともらしい現実の情報の顔をして私たちの脳の中に介入してくることは明らかだ。特にデバイス装着を必要としないタイプの人工的な環境情報に接する場合は、その境界を明白にして真贋《しんがん》を区別することが認知的にますます困難になる。その結果、悪意のあるデマによって操作される確率は高まり、不利益を被る人が増え、社会の効率が低下することは自明のことのように思われる。すでにそのようなフェイクニュースによる問題は世界中で発生している。

つまり、これまで私たちが考えることなく過ごしてきた様々な主観世界の境界が、誰かに意図的に操作され始めており、私たちの生活の質や社会の仕組みに強い影響を与え始めている。そして、その境界にまつわる問題は、境界を意識的に考えることをしない私たちの脳にすべて起因しているのである。

## 4 現実と脳

僕は、人の振る舞いの理解を通じて、人を理解したい、知りたいと思って神経科学を始め、その脳の仕組みを明らかにする研究を行ってきた。それは、人を作っているのは脳であり、脳と一体となっている身体であるという極めて真っ当な考えに立脚している。

つまり、脳と身体の仕組みを理解できれば人を理解できるということになる。

しかし、ここまで本書を読んできた読者はおわかりだと思うが、最近の僕はそうは思わなくなってきている。人を理解するには、人を対象にしていてはいけないのではないかという問題意識が大きくなってきている。もともと単体の脳のみを対象とすることに疑問を覚えて社会性研究を始め、そこから会社経営を通じて様々な社会実験を始めたのだけれど、むしろ脳を別人格として扱うことで解決できる不合理な社会関係や、脳がつくる主観世界に介入することで生まれる自在な未来を実装することの面白さにすっかりやられてしまったのだった。

その楽しさを改めて説明するなら、「現実を科学する」面白さに気がついたのだった。

自然科学は、この世の理を理解し予測することを目的としている。仕組みがわかれば未来を自由に操作することができるようになる。植物の種を蒔けばそれが発芽して、実を結び収穫することができる。その植物を上手に交配すればそれ以前よりも美味しく栄養価が高い実をたくさん実らせることができる。さらには遺伝子を操作することでその改良スピードは上がる。すべては自然の仕組みを理解することで、再現性を持つ操作技術へとつながっていく。

しかし、そのような科学的なアプローチで掬いきれない現象は世の中には大量に存在している。世の中のかなりの部分は1回しか起きない複雑な現象であり、そのすべてを人が理解できる次元で予測することは無理だと思う。そんな複雑な世界をなんとか予測して、限られたエネルギー効率を最適化して生存を維持しようとするのが私たちの脳だ。単純化こそ正義。理屈よりも効率を優先するその仕組みは、客観的に見れば不合理かもしれないが、生存確率を上げるという意味では当然の進化の結果なのかもしれない。

そんな脳は環境の影響を強く受けている。影響というより、脳と環境は一体だと言ってもいいかもしれない。なぜなら脳が作る主観世界が私たちを包む環境そのものだからだ。すべての生き物が持つ主観世界、いわゆる環世界と呼ばれる世界が私たち生き物が唯一持つことができる環境であり世界である。

外部環境があることで脳内で主観世界が作られると考えるより、脳が作る環世界そのものが環境だと考える。そのほうが人の行動を理解するのに適切だというのは本書をここまで読んできたみなさんならおわかりだろう。

脳と主観世界の関係はニワトリとタマゴのように循環構造があるが、外部環境と脳の関係は少し違う。人が主観世界に暮らしていることは明らかだし、そこから外に出ることができないということも明白だろう。私たちの脳は、どこまで行っても主観世界から外に飛び出すことはできない。

それを認めた上で、環世界の外側に客観的な現実という外部環境があると仮定すると、脳と外部世界を切り離すことができる。

脳が主観世界の中に作っている外部環境つまり環境現実の想定モデルは非常によくできている。環境現実とそれをモデル化した主観世界の関係は金型の凹凸のようで、私たちは主観世界と環境現実を一体化してそれを「現実」と理解している。主観世界である脳内現実は私たちの期待を裏切らないので、主観世界を疑って、脳内現実と環境現実を切り離して考えることを私たちはしない。それが主観世界に生きるということだ。

しかし、脳が作る主観世界を信じて、脳内現実に閉じこもって生きるということは、脳が抱える様々な不合理な特性と生きていくということだ。本来の外部環境には存在しない様々な主観世界を起因とするバイアスを客観視し疑うことをせずに、それを唯一の真実であると信じることでわざわざ損失を生み出している。

幸いなことに私たちはテクノロジーを使って現実に裂け目を作ること、さらに、脳の不合理な特性にブレインくんという別人格を与えて客観視することができるようになった。現実を疑い、主観世界と外部環境を分離することによって、不合理な日常に合理性をもたらすことができるようになる。

## 5　現実への操作と介入

ＳＲは現実との境界を曖昧にし、その隙間に仮想的な現実を差し込む認知レベルでの直接的な介入である。その介入体験によって、目の前に広がっている私たちが信じているこの世界がいかに脆弱にできているかということ、そして現実というものに絶対性がなく、脳によって作り上げられた主観的なものであることを実感できた。

しかし現代のよくできた高精細なＶＲ空間でも同じことができるかと言われるとそうではないと思う。一般的なＶＲはここではないどこかの環境を作り上げ、その中での活動を行うための技術である。現実と地続きであるということを前提としていないし必要ともしていない。一方ＳＲの特徴は、現実と地続きであることを担保することで生まれる認知の隙間に介入するということなので、単に解像度が高かったり、フレームレートが高かったりするだけではＳＲで実現できたような現実への介入にはならない。そういう点で、ＳＲはある意味、脳の存在を前提とした現実への介入や操作に関する思想だと言えるかもしれない。

現実についての認知的介入は、実は昔から行われてきている。メディアを使った広告がそうだ。広告は、私たちの知らないうちに選択バイアスを植え付けて、特定の商品やサービスの購入へ誘導する。

もともとはマスメディアを通じた大規模な広告から始まった行動への介入は、インターネットによる利用者の行動データに基づくパーソナライズされたものへと移行してきた。利用者がスニーカーについて検索すれば、スニーカーの広告がより多く表示されるようになるし、旅行関連の記事をＷｅｂで読めば旅行代理店や航空会社の広告が表示される。

私たちの行動の多くはデータ化されてトラックされている。その行動履歴や嗜好・関心についてのパーソナルデータは、企業にとってみれば宝の山で、データサイエンスは巨大なマーケットになっている。

しかし、そのような広告における認知的介入は、明示的な広告という手段を用いているために、たとえ巧妙に購入導線が張られていたとしても、不安に感じることは少ない。あくまで行動選択の最終的な主体は自分自身にあるという確信が残っているからだ。

人の行動を誘導するのは広告だけではない。特に昨今はフェイクニュースによって人々の行動にバイアスが発生し、それによって問題が起きている。

わかりやすいのは反ワクチン活動だろう。コロナワクチンに対するネガティブキャンペーンはその初期から世界中で広まっていった。日本でも妊婦が接種すると流産確率が上がるなどの不安を煽る記事やツイートは多く見られたし、様々な陰謀論がでっち上げられて拡散されていった。そのようなフェイクニュースは、誰かの利益になることを目的としている。

フェイクニュースは、人々の恐怖や不安を引き起こす情動に訴えかけ、人の行動を駆り立てる。特に正義を旗印とする動員には正当性が付与されているためにやっかいだ。たとえば2021年1月のアメリカのトランプ派暴徒による議事堂占拠の画像はドラマの一場面としか思えない衝撃だった。そもそもこの暴徒は、「選挙は盗まれた」というトランプのメッセージを起点としており、Qアノンの陰謀論に様々なフェイクニュースが混ざり合って人々を義憤に駆り立て行動を誘発したとされる。

そのようなただのテキストベースでのフェイクニュースですら、私たちは簡単に情動を刺激され行動を乗っ取られてしまう。さらに今後、AIによる高精度のフェイク画像・動画生成のリスクは計り知れないだろう。

たとえば、今でも政治家の失言は大きな問題になるが、プライベートで記録したという触れ込みのフェイク動画をでっち上げて、それが拡散され人々の怒りをかったとしたらどうだろう。おそらく本人がいくら否定したとしても、それは悪魔の証明になってしまうので聞き入れてもらえないだろう。最終的にフェイクだと判定されたとしても、その頃には人々の興味はほかのところに移っていて、名誉の回復はかなわない。

気がついていてもいなくても、こういった現実への介入は日々起きていて、私たちはその影響を大なり小なり受けている。

そのような現実への介入・操作を観察していると、あまり明るい気持ちにはなれない。世界中で起きている様々なキャンペーンや政治的ムーブメント、そのいずれにも必ず受益者がいて、一見正当なロジックが掲げられている。そのロジックが巧妙に作られていればいるほど、私たちのブレインくんの情動に訴えかけて、受益者を見えにくくする。疑うことをしなくなるからだ。

## 6　脳科学と情報

脳科学の研究者たちは、そのような介入をどのように扱ってきただろうか？

古代エジプトでは、人の心は脳にあるとは思われておらず、ミイラを作るには脳はすっかり掻き出されて捨てられていた。対して、心臓などの臓器は大事に保管されていた。脳に私たちの社会的存在の本質があるというのは、脳になんらかの障害が発生して、その結果として人が人らしさを失うことで明らかになってきた。脳に関わる機能障害は、わかりやすいところでは運動障害や認知障害という形であらわれる。たとえば、運動野と呼ばれる部分に脳梗塞や脳出血が発生すれば、その部位に応じた運動障害が起きる。そのような脳の部位によって働きが異なるという機能局在に関する知識が蓄積することにより、脳に私たちの存在が大きく依存していることを知ることとなった。

さらに、運動やコミュニケーションなどの能力としては問題ないにもかかわらず、脳損傷によって社会的行動に問題が発生するフィニアス・ゲージ[*8]のような事例が知られるようになると、個体間の関係性を適切に調整する脳機能が存在することもわかってきた。これは社会的脳機能と呼ばれる。

精神疾患は過去のあらゆる時代を通じて存在していたが、社会に対してインパクトを与えるのは社会的脳機能不全によるものが多い。社会的脳機能不全は人の社会的行動を制限し、場合によってはその人の社会からの隔離を余儀なくされていた。

そのような社会的脳機能不全に対して、1940年代より脳を操作することで改善できないかという試みが始まった。悪名高いロボトミー手術である。ロボトミー手術は、前頭葉の一部を物理的に破壊し、それによって社会的な機能不全を改善しようという試みだった。手法としては大変乱暴な方法であったが、暴れる患者がおとなしくなるということで、社会的には一定の範囲で受け入れられ、多くの患者に施術が行われた。

しかし、その効果の一方で、社会性やコミュニケーションといった人らしさが失われてしまうことから、倫理的な問題が徐々に認識されていき施術されなくなった。

それと前後して、1950年代から脳に対する電気刺激で脳機能不全に対処しようとい

＊8　前頭前野において社会的な感情コントロールが行われているという発見。1848年に米国の鉄道建築エンジニアだったフィニアス・ゲージ氏が建設現場の爆発事故で鉄棒が頭蓋骨を貫き、前頭葉左側を損傷。真面目で礼儀正しかったゲージ氏は、事故後、別人のように振る舞うようになり、前頭前野において社会規範的な行動は制御されていると考えられるようになった。

う試みが北米を中心に行われ始めた。これは、脳深部に電極を留置し、その刺激により統合失調症やうつ病を治療しようという試みだった。ロバートヒースはその急先鋒で、様々な疾患を持つ患者に対して脳を刺激することで実験的な治療を行っていた。その刺激は一定の効果があることが明らかになる一方で、施術の失敗により社会的機能不全状態になるケースもあり、さらには同性愛者を異性愛者にするなどの過激な治験を行っていたことから、徐々に倫理性を問われ始め神経科学界の黒歴史として研究そのものが隠蔽されていた。

しかし、それ以後も脳深部刺激の研究はパーキンソン病などの運動機能障害の治療で継続されており、現在では日本でも標準的な保険適応の技術として利用されている。

そのような歴史を経て、1990年代から徐々に脳活動を読み取って、その脳の意図をリアルタイムで抽出するブレイン・マシン・インターフェイス（BMI）と呼ばれる研究が始まった。今となっては脳と機械がつながるというのはSFの世界ではおなじみだが、『スノウ・クラッシュ』や、『ニューロマンサー』などのサイバーパンクと呼ばれる小説が出現した時は衝撃であった。

BMIの考え方はシンプルで、脳が身体を動かしたり物事を考えたりする際に発生する脳活動を計測できれば、運動制御に関わるパラメーターや思考内容を読み取ることもできるだろうし、脳の処理経路の途中に外部から情報を入れてやれば脳機能を拡張できるのではないかということだ。

もし、ＢＭＩが脳に対して読み書きができるのであれば、脳と機械が直接会話できることになるし、人と人のコミュニケーションも音声や身体を経ることなく直接ＢＭＩを通じて行うことができるということになる。

ＢＭＩの研究は、動物実験から始まり頸椎損傷や筋萎縮性側索硬化症（ＡＬＳ）などの運動疾患を持つ患者への臨床治験へと進んでいる。当初は巨大なアンプを有線で頭につけていたＢＭＩデバイスは、徐々にスマートな完全埋め込み型へ移行しつつあり、外から見ただけではデバイスがインプラントされているかどうかがわからないものになってきている。

特に注目されているのが、イーロン・マスクのNeuralinkの侵襲型デバイスで、バッテリー内蔵の直径２・５㎝くらいの完全埋め込み型のデバイスを用いた臨床治験がこれから始まるところだ。同じく侵襲型のシンクロン社の血管内ステント技術を応用した電極の臨床治験はすでに開始されていて、ステントロードと呼ばれる電極を埋め込んだＡＬＳ患者が考えただけでTwitterに投稿したと話題になった。

このような脳情報読み取り型のデバイスは侵襲、非侵襲を問わず今後様々な形で発展していくだろう。一旦その有用性が理解されるようになると、後は読み取りの情報量を増やしたり、バッテリー駆動時間を伸ばしたりという、これまでの情報機器が辿っていった発展の道のりに乗ることになるだろう。つまり、安全性さえ確保されれば読み取り型ＢＭＩの性能が増大していくことは間違いない。

一方で、脳に情報を与える方法については、まだ大きなブレークスルーは起きていない。神経回路の中に電気的な詳細情報を刺激で与えることは、技術的に困難でうまくいく方法は見つかっていない。現状での脳内刺激は、狼煙レベルの大雑把な情報を与えることしかできず、読み取りのように時空間的に高解像度かつ長期間安定的に機能する情報伝達方法は確立されていない。

しかし、脳の深部、情動や報酬に係る脳深部核の刺激効果は臨床応用がすでに行われている。前述した通り、パーキンソン病に対するDeep Brain Stimulation（DBS）と呼ばれる治療法は、薬物治療の効果が見られない患者に対する唯一の対処方法だし、近年では側《そく》坐核《ざかく》などへの刺激がうつ状態の改善に効果が見られるとされる。電気刺激は、その効果の時空間解像度が低いことからうつ状態を改善させたり、機能異常を抑制したりする方法として適している。ただし今後の技術革新により、読み出しと同レベルでの書き込み技術が実現する可能性はあるだろう。

　そのようなＢＭＩの特徴はなにかというと、それを利用・操作している本人からはそのデバイスの存在を知覚できないということだ。デバイスを使うにはデバイスに信号の意味を理解させるための試行錯誤の学習プロセスが人にもデバイス側にも必要なのは当然なのだけれど、その学習が終了した後は、デバイス利用はごく自然に最初からまるでそうであったかのように行えるようになるらしい。初期の埋め込み型ＢＭＩの治験に参加していた患者が、複雑なロボットアームなどを操作するのにいちいちその操作の細かいパラメーターについて意識的に考える必要はないし、ほとんど無意識で操作できるようになるという言葉があった。

　それはおそらく一次運動野のような大脳皮質でも出力側に近い部位に電極がインプラントされたからだと考えられるが、逆に前頭皮質のような意識的な認知機能に関わるとされる部位に電極がインプラントされた場合は、ＢＭＩは意識的な操作でしか利用できないのかもしれない。

　つまり、ＢＭＩはインプラントされる領域によっても異なるかもしれないが、一旦組み込まれてしまえば自分と一体になって利用することができるということになる。それはすなわちＢＭＩと脳が機能的に一体のシステムとなり、機能的に境界されることのないテクノロジーになりえるということを意味している。私たちの脳には、無意識部分と意識部分の自分の2つがあるが、今後はＢＭＩが両者にまたがって脳の一部として機能するようになるかもしれない。

もちろん、ＢＭＩは電源を落とせば脳から機能的に切り離すことができる。しかし、現在の私たちがスマホなしでは生きていけないように、一旦ＢＭＩを組み込んだ人類がその電源を落としたりすることはないだろう。

## 7 物語と真実

世の中には、人が作ったりＡＩが作ったりのいろいろなコンテンツが溢れている。古代から伝わる神話や伝承もあれば、実際に起きたノンフィクションの物語もあるし、まだ起きていない未来の宇宙を縦横無尽に行き来するスペースオペラもあるし、大量のフェイク情報も日々生成されて拡散されている。

とにかく人はたくさんの物語を作ってきたしそれを大量に消費してきた。物語のない人の世界は存在しないし、受け手である人がいなければ物語は消え去ってしまう。人が死んでもその人の物語は死なない。それを伝える人がいる限り、物語は死なない。

それは、過去でも現在でも同じことだ。だが、現代ほど大量の物語を消費している時代はないのではないか。誰かのツイートであったり、漫画であったり動画であったり、私たちは四六時中なにかの物語を食べ続けている。まるで物語中毒のように物語を消費し続けている私たちにとって、物語の真贋というのはどのような意味を持つのだろうか。SFなら空想や嘘が許されるのに、ニュースだとそれが許されないというのはどういう意味なのだろうか。

これまでAIが作るフェイク映像やいろいろな権利者が作るフェイクニュースが問題を起こしているという話をしてきた。真贋がわからない物語が、真贋を別にして私たちの情動に触れ、SNSで爆発的に拡散し不合理な反応を起こすことで社会の方向性が歪《ゆが》められている。特にセンセーショナルな映像が情動を喚起する力は凄まじく、それによって利益を得ようとする人々が上手に利用すれば様々な形でのメッセージの伝達や利益誘導が可能になる。

いいねやフォロワー数に類する価値は、これまではなんらかの購買行動と結びつくことで経済とリンクしていたが、現在ではその数そのものが価値として循環し始めている。

ここで起きていることは、脳内で瞬間的に湧き起こる情動の純粋な外部可視化であり、これまでのマーケットには存在していなかった新しい価値と言ってよいだろう。瞬間的な情動のアップダウンが計測されることはこれまでほとんどなかった。ある意味で、SNSは集団としての脳の内部状態を可視化するためのツールと言ってもよいかもしれない。

強い情動を喚起する物語はこれまでも大量に存在した。それに対して、一時的に不適切であるとか不道徳であると判断されて、禁書になったり非公開になる事例は枚挙にいとまがない。しかし、少し時間が経ってしまえばなぜ禁止されたのかが理解しがたいことが多いのは、物語の情動喚起力が時代の文脈依存性を持つからなのだろう。

現在のSNSがこのような力を持つようになった理由は、瞬間のフロー的な物語消費に最適化されたシステムだからだ。そんなフロー的物語に真贋を問うこと自体が意味がないことなのかもしれない。

人類の歴史において、人の不都合な脳の特性をよく理解した上で、物語と情動をうまく結びつけた最大の成功事例は宗教だろう。宗教的な物語は、文化を問わずあらゆる時代に存在し、人々の生活のよりどころになってきた。新しい宗教は今でも次々と生まれ、人々を惹きつけていく。宗教が自然や死に対する人の恐怖や脅威を物語とセットにして無意識的に人々をうまく絡め取る仕組みは万国共通だ。

それは、ある意味で洗脳のシステムであり、部分的かもしれないが物事を合理的に考えることを放棄させる。宗教の力を借りれば、情動を喚起して戦争を引き起こすことも簡単だし、実際に過去の歴史の中で多くの人命が失われてきたし、今でもそれは続いている。

宗教組織は、脳の特性をよく理解していて、上手に誘導して効率よく組織の拡大を進めていく。宗教の強いところは、生活のすべてに善悪のラベルを貼ることで思考を停止させ、家族や友達に拡散することで同一宗教のクラスターを作り上げて身の回りに疑いの種を残さないことだ。

つまり宗教には救いがある一方で、人を思考停止に陥れるという二面性がある。政治的な信条も同様である。過去の戦争は、そのほとんどが宗教もしくは政治的対立を起因としている。どちら側にも大義があるし、それを元に人を動かす天才たちが自分の信じる正義を御旗に人々を追い立てる。

なにが正しくてなにがフェイクなのかを見分けることは難しい。そもそも、誰かから見たらフェイクであるものが別な人にとっては真実かもしれない。その瞬間に、自分が立っている位置によって、真贋が決まってしまうことは本当に恐ろしい。

そんな中で、私たちにできることは、情動や不安を掻き立てる情報に接した時、それに流されないということだ。その物語がフローであれストックであれ、無意識に反応しそうになったら常に自分を取り巻く情報を整理して、なにが自分にとって正しいかを考えて判断すること。もし判断できないのであれば保留すること。それだけでも不利益を被る確率は減るだろう。

脳を取り巻く新しい情報やテクノロジーは、気がつけばそこにあって、そこにあるのが当たり前のようにやってくる。

今までは明らかな境界面をもって接していた脳と外部情報や環境が、いつの間にか境界が消え去って一体になることは頻繁に起きている。むしろ私たちの脳は外部の環境と一体になりたがっているのではないかと思うことが多い。道具を使うことで、身体イメージが道具に合わせて拡張することはよく知られているし、身体の一部が失われればそれに関連する脳領域はすぐに役割を変えて別なことを始める。常に状況に応じて自分自身の仕組みを変えていくのが脳なのだ。

視覚や聴覚などの感覚も、感覚器の特徴に応じて生活環境に最適化しているだけで、環境や身体が変われば認知の仕組みが変わる。錯視や幻聴、幻覚も脳が作り上げるありえないものがあるように感じる仕組みだ。記憶ですら確かなものではなく、思い起こすたびに脳が常に作り上げているものである。

なにが正しい情報で、なにが本当に存在するのか。社会とは、自分とはなにか。正しさとはなにか。幸せとはなにか。ゆたかさとはなにか。僕はこれらの問いに答えが欲しいと思ってこれまで生きてきた。

しかし、いずれの質問に対してもどうもうまく答えられない。なぜなのだろう。もしかしたら、問いそのものが間違っているのではないだろうか。

## 8　現実を科学し、ゆたかにする

本章では、これまで、現実と脳と境界、そしてそこへのテクノロジーによる介入についていろいろな視点から議論してきた。個別の問題に対する議論は、神経科学だけではなく行動経済学など、すでに様々な研究領域で行われてきたし、目新しいものはないかもしれない。

しかし、僕はそこに共通する「現実」を疑い、私たちの主観的体験を作るプラットフォームとしての各自の現実を定義し、それに対して科学的なアプローチを行うことが重要なのではないかと考えている。なぜなら、私たちはみんな異なる主観世界に住んでいるからだ。それはすべての人に共通する現実が存在すると考える自然科学とは根本的に異なっている。

それぞれの脳が作り上げる世界は異なっている。僕の世界と読者のみなさんの世界が同じわけがない。なぜなら、経験も知識も、現在存在している場所も同一であるはずがないからだ。

同じものを見てもまったく異なる認知を行う私たちに共通する「現実」は存在するのだろうか。それはどうすれば記述できるのだろうか？　もし記述できたとしたら、どのようにすればその現実を操作し、介入してよりよい世界を作り出せるのだろうか。

それはすなわち、現実を科学するということになるのではないか。

そう考えて、僕は2018年にデジタルハリウッド大学（以下、デジハリ）の先端科学原論の専任教授に就任した際に、「現実科学」という研究領域を作り、それを研究し、学生に教えることを宣言した。

現実科学というわけのわからない学問領域を作るのだと言っても、周りの誰にもなかなか伝わることがなかった。現実科学ラボという研究室を始めた時には、1万字程度の趣意書を書いたが、今自分で読み返してみても、難解で一般の人にはなかなか理解の難しい内容になっている。ところが、デジハリの杉山学長からは絶賛され、現実科学こそがデジハリの次の柱の1つになる学問なのだと強く励まされた。8回にわたって開講した初年度の先端科学原論の講義に毎回出席していた杉山学長は「なにがありがたいかって、藤井先生がこのデジハリに現実科学という学問を授けてくれたことですよ。講義を聞いてて泣けてきた」と僕ではなく、本書の共著者でもある太田良さんに話されたという。なんともありがたい話である。

試行錯誤で始めた現実科学の取り組みは、なかなか理解されにくいものだったが、太田良さんはうまくそれを構造化し、世の中に伝わるよう努めてくれた。彼女は、本書の雑野さんのように常に物事を俯瞰した視点というか、斜め上を行く視点で先を見渡したり、人の本質を見たり、問題を解決する人だ。僕が構造的に体系付け、うまく社会に展開することができていなかった現実科学は、この斜め上視点で物事を捉えて構造化し、実装する彼女の働きがあって、今ゆっくりと社会に展開されつつある。

現実とはなにか？という問いには、答えを1つにまとめきれない個別の主観世界の存在という壁がある。これがあるおかげで、問いがクローズしない。既存の科学的なアプローチが通用しないのだ。そして、その周辺には無限の問いが存在する。現実科学はオープンエンド性を持っている。実に幽玄な、奥深さと計り知れなさを秘めた問いである。1つの問いに対して、複数の回答がありうる。現実科学では、問いと回答の多様なセットが物事を網羅的に解説してくれると考える。これは、能楽師の安田登さんが言うところの「あわい」（あいだのこと。自己と他者、異界と現実界、時間と空間、彼岸と此岸）の物語なのかもしれない。

これまでの自然科学は、絶対的な1つの現実を前提としていた。現実を絶対的なものとして疑うことをしない問いは常に細分化する方向に向かってきた。現実の中のなにかに対しての問いと回答は1対1のセットになっていて、その問いを支える過去の問いと回答はいつも同じで再現可能なので、それを遡れば同じ場所に戻れるし、逆に言うなら同じ場所にしか戻れない。そのためすべての問いは進むしかなく、常に細分化せざるをえず、先鋭化することはあっても広がりが生まれない。それが、現代科学の論理的な強さであるが、一方で論理で掬いきれない隙間からこぼれ落ちる問題が無限に発生する。尖った問いと答えは点とそれをつなぐ線の集合に過ぎず、面にならないので、広く深いこの世界をカバーすることができない。

誰が行っても実験結果が再現できること。過去の定説や知見に対して、なにかの不整合が見つかれば反証可能性を担保することで現代科学は行きつ戻りつしながらも着実に知見を積み上げて前へと進んできた。そこには研究者の主観は入り込む余地がない。僕自身科学者のはしくれとして四半世紀を過ごしたけれど、現代科学のシンプルな強さを認めながらも、それとは異なる、複雑な物事を複雑なまま多面的に理解する科学や多様な人の認知を含む科学は存在しないのかと悩んでいた。

そこで生み出したのがこれまで本章で議論してきた現実科学だ。現実科学の起点は、まず自分自身の現実を定義するところから始まる。脳内現実は、無意識と意識の境界のせめぎ合いによって各人の脳内で常に作りあげられている。

それぞれの異なる現実を起点として、科学的に環境現実を操作・介入して理解することが現実科学を研究する科学者のあり方だ。それはこれまでの自然科学では実現できなかった。これまでの自然科学では、正しい1つの答えとその周辺という見方をしていたので、正しい答えから離れた人々が被る損失を補償するためにインクルーシブやダイバーシティのような概念を声高に叫ばないといけなかったが、現実科学では起点が多様なのでそのようなことを言う必要がない。脳内現実が異なっているのは当然だからだ。

環境に関しても、現実科学が扱う環境現実は、自然現実だけではなく人工現実が一体となっている。その自然現実と人工現実の境界は曖昧で、人や社会のなんらかの意図によって操作されたり人の認知の影響によって常に揺らいでいる。その意図は誰かの意識的なものかもしれないし集団の無意識的なものかもしれない。もちろん認知による揺らぎは各人の脳内処理の影響を強く受ける。

このような現実科学のフレームは、2020年6月から各界有識者を招いての現実科学ラボレクチャーシリーズというオンラインセミナーを行いつつ、太田良さんと議論を続けることで明確になってきた。レクチャーシリーズでは、ゲストスピーカーに現実とはなにかについての講演を行ってもらい、その講演をベースとして現実について議論し、最後にゲストにとっての「現実とはなにか」を一言でまとめてもらうというプロセスを踏んできた。

このイベントをこれまでに20回以上行ってきた。当初の目論見通り現実の定義が全員異なっているのが面白いし、前半の講演についても「現実とはなにか」について話したことのある演者はほとんどいないので、毎回その内容はとてもユニークなものとなっている。

現実への介入の影響はフェイクニュースなどを見ると暗澹たる気持ちになりがちだが、現実科学的視点から見ると、それは1つの視点から見た現実を操作した結果でき上がった誰かの主観的現実世界の1つの有り様でしかない。そのため自分自身の現実の定義を少し変えるだけでフェイクニュースに惑わされることはなくなってくることがわかる。現実科学では事実は1つであるという前提がないので、なにか想定外のことが起きてもびっくりすることがない。憤っている誰かの主観的現実に、いっしょに憤る必要がないのだ。

それは生き方の問題であり、世界の理想的な受け止め方なのではないだろうか。私たちが考え続ける限り、世界は常に理想に向かって創造と更新を繰り返していく。自分自身の現実を定義し、ブレインくんに振り回されずに自由を取り戻そう。

自由とは、創造することだ。創造するということは、認知コストを積極的に消費するということ。

子どもたちが持っているびっくりするような創造性は、思考や才能の抑制がかかっていないことで発揮される。創造は私たちの内部から無限に湧き出させることが可能なのだ。世界のゆたかさの根源はここにある。大人になれば、いろいろなしがらみで仕方がないことがあるんだよと年長者たちは口々に言ってきたし、もはや老人の部類に入りそうな僕もついついそう言ってしまいそうになるが、そういう社会的な抑制によるあきらめが自分自身の中にある無限のゆたかさを捨てさせていることになる。ゆたかさは、私たちの中にあるのだ。脳が生きている限りいつでも好きなだけ取り出すことができる。

子どもや動物は悩まず、無邪気に本能のままに生きている。人は思春期以降20歳くらいまでの間に自分とはなんだという問いを発し、自分自身を客観視することができるようになる。無意識的な自分を別人格化できることは知性であり、バイアスに左右されずに合理性を持って導いてあげることが、「ゆたかに生きる」ということである。

私たちは、本来であれば誰かに遠慮することなく、それぞれの持つ才能を存分に発揮できるはずだ。才能というのは、なにも世界を変えるような大発明や発見をするということではない。美味しい料理を作る、可愛らしい絵を描く、ウキウキするような歌を歌う、自分自身を喜ばせ、身近な誰かに喜んでもらえるようなことを好きな時に好きなように創造できることがゆたかさなのだと思う。しかし、私たち大人は得てして無尽蔵に湧き起こる創造性を封印してしまいがちである。ゆたかさとは、物質的なゆたかさだけではない。脳の中に隠れている創造性を自由に発現できる社会こそがゆたかさを生み出すのだと思う。

現実を科学することは、誰にでもできる。日常の様々な瞬間で自分自身の脳と向き合い、自分を縛っている制限を取り払い、多様な可能性を探ることで今までできなかったようなことを実現する。ゆたかさは私たちの中にある。

脳と向き合って生きることで、より多くの課題を解決し、より自在に生きていくことができると考える。まずは自分のブレインくんと向き合い、その不合理な振る舞いを理解し、客観的に受け止め、上手にガイドすることを学ぼう。そこから他者のブレインくんを理解し、現実を理解し考え続けること。それだけで世界はもっとゆたかで明るいものになるはずだ。

現実とはなにか?
現実を科学し、ゆたかにする方法を共に探ろう。
まずは、脳と向き合って生きること、そこから始めてみよう。
僕は科学者として、起業家として、教育者として、残りの人生で問い続けていきたい。
「僕は、現実をゆたかにできただろうか?」と。

# おわりに

現実を科学することで、人と社会を理解し、よりゆたかな世界を実現する。四半世紀の放浪を経て、ようやく僕は科学者として、終着駅の定まった電車に乗り込んだのである。いや、僕こそがその列車の運転手となって、みんなを終着駅に連れて行きたいのだ。

これまであまりに多くのことをやり過ぎて、自分自身でも自分が何者であるかがわからないという悩みがあったが、実はそれは現実科学に必要な調査であり、試行錯誤であったのだと思うと、これまでの思索は無駄ではなかったのだと安心している。その視点で本書を振り返ってみると、本書は僕が「現実科学」に至る道を丁寧に辿っていることに気がついた。

本書では脳の機能解説や学術的な主張はあえて含めず、脳の仕組みを元になぜそうなるのかを、みなさんが日々の生活で直面するシーンを交じえてまとめてみた。僕はこれまでに何冊か、脳科学研究や脳と社会性に関する著書を出してきたが、本書ではあえて脳の各部位の機能説明を省き、各自の持つ脳の特性を別人格を持つ一人のキャラクターとして捉え、物語を進めることにした。担当としてはシーンを書き出し、「なぜそうなるのか？」の仮説を考えるのが太田良さんで、僕はその仮説を脳の特性をベースに裏付けていった。実はこのやり方は、僕たちがいっしょに暮らしてきた20年の間、毎日繰り返してきたことなのだ。今までは他人の環境で起こっているよくある話くらいにしか思っていなかったことが、自分が経営者としてその状況の当事者になったことで、自分もまた実験の被験者となりえたわけだ。経営者を演じる僕が従業員やお客様、株主と対峙することで、それぞれの脳で起こる情動や思考を、研究者としての自分が上からニヤニヤと眺めていた。今まで動物実験で計測していたニューロンの発火活動や神経伝達物質の分泌を、社会環境の中で自分の経験や身体を通して実感するようなもので、大変面白い作業だった。

本書の第3章「不合理な脳劇場」のシーンは様々な社会関係を部分的に切り取ったもので、いろいろな登場人物が出てくる。そして各登場人物の不合理な脳の特性を別人格化させたブレインくんたちが出てくる。このブレインくんの存在を常に意識し、自分や他人の脳と向き合って生きてみようというのが本書の要諦である。タイトルの「脳と生きる」とは、このことなのだ。

藤井直敬

# 本当のおわりに

今月でちょうど結婚20年を迎えました。20年前、MITのチャペルで牧師さんに「詩の朗読を入れよう」とすすめられ、どういうわけか、美空ひばりの「川の流れのように」を英語で朗読してもらったことを思い出しました。この20年は、歌詞にある通り、地図もなしに、でこぼこ道や曲がりくねった道、行き止まりにも遭遇しながらふらふらと歩んできました。軌跡を地図で上から見たら、まったく合理性に欠ける道だったと思います。

先日、藤井が始めた現実科学という研究とハコスコ社でやっているVRやブレインテック、それぞれのコンソーシアムについて、ぼんやりと考えていたら「ああ、今まさにこのやり散らかした実験や事業の伏線が回収できているんだな」と気づき、また、本書の中でそれらがきちんと収まったことに心からほっとしたのでした。地面を歩いているだけでは見えないものが、鳥の視点を持てばナスカの地上絵のように見えてくる。現実科学とはまさにそのような存在で、刻一刻と私たちの生活の中で変化し、長い長い時間を重ね、GPSアートのようになにか超大作の物語が生み出されている気がします。

ブレインくんと「脳と生きる」という本書のタイトルはもう何年も前から、自分の生活の中にありました。自分や他人の意思と関係なくなされる不合理な脳の振る舞いについては、12年くらい前から意識するようになっていました。そのきっかけになったのが、藤井の言葉です。当時、日本事業立ち上げ直後の外資金融企業での激務と混乱ですっかり疲労困憊し、出会って以来初めてであろう、涙を流して苦悩する私の姿を心配そうに見ていた藤井が、腕組みをしながらこう呟いたのです。「へー、泣くんだ」と。目の前で、苦しむ家族に対し実験動物を観察するかのようなその言葉を聞いた私は、まるでドッキリカメラの仕掛けに気づいた人のように、一瞬で我に返りました。それまでの苦しみはバカバカしさに変わり、「もしかして、自分は時々なにかに操られているんじゃないか」と疑うようになったのです。それが私にとってのブレインくんとの邂逅でした。

その後、２０１４年に会社を始めてから、それまで以上に多様な立場の人と交わり、特に会社経営においては否応なく、社員や株主、顧客、提携先などと関わることで、様々な角度から人と人の関係性を生々しく体験することになりました。自分と他者との関係は、自分のブレインくんと他者のブレインくんの関係である、そんな仮説を用いてブレインくんの存在に意識を向けるようになったのです。すると面白いぐらいに人の行動や思いが理解できるようになり、人間関係で悩んだり、落ち込むことがほとんどなくなりました。今や悩むどころか、問題があれば嬉々として解決に励む自分がいるのです。みんなが嫌がる交渉や調整ごと、クレーム対応もまったく苦じゃないのです。本書では、こうした自分の経験を元にエピソードを展開しました。

本書の制作にあたっては、河出書房新社の高野麻結子さんに2年の長きにわたり、辛抱強く、温かい励ましと共に導いていただきました。高野さんの日常生活においても本書の仮説を実際に検証してもらったりと、被験者さんとしても大活躍いただき、感謝しかありません。また新書におけるマンガという新しい試みを実現してくださった畠山芳春さんの心地良いブレインくんのマンガとイラストにも感謝です。そして、共に本書の執筆をしてくれた藤井さんと、静かに見守ってくれていた猫のいずにも感謝の言葉を贈ります。みなさま、どうもありがとうございました。

二〇二二年一月

太田良けいこ

河出新書 049

# 脳《のう》と生《い》きる

## 不合理《ふごうり》な〈私《わたし》〉とゆたかな未来《みらい》のための思考法《しこうほう》

二〇二二年五月二〇日　初版印刷
二〇二二年五月三〇日　初版発行

著　者　藤井直敬《ふじいなおたか》・太田良《おおたら》けいこ

発行者　小野寺優
発行所　株式会社河出書房新社
〒一五一－〇〇五一　東京都渋谷区千駄ヶ谷二－三二－二
電話　〇三－三四〇四－一二〇一［営業］／〇三－三四〇四－八六一一［編集］
https://www.kawade.co.jp/

マーク　tupera tupera
装　幀　木庭貴信（オクターヴ）
印刷・製本　中央精版印刷株式会社

Printed in Japan　ISBN978-4-309-63151-6

## 考える日本史

本郷和人

教科書は退屈だという人へ。東大教授が教える、新しい歴史の愉しみ方。たった漢字一字から歴史の森に分け入る、新感覚・日本史講義。

002

## 進化の法則は北極のサメが知っていた

渡辺佑基

地球上の全ての生物の姿かたち、生き方は「体温」が決めていた！　気鋭の生物学者がフィールドワークを通し壮大なメカニズムに迫る。

004

## 京都大とノーベル賞

本庶佑と伝説の研究室

広瀬一隆

ノーベル医学生理学賞に輝いた本庶佑。その背景にある京大医学部の伝統と創造的な研究のリレーを徹底取材。本庶氏へのインタビューも。

007

## 町山智浩・春日太一の日本映画講義

時代劇編

町山智浩
春日太一

日本の映画語りを牽引する二人が必見の邦画を精選、その魅力を語り尽くす！「七人の侍」「宮本武蔵」「子連れ狼」などを収録。

008

## 町山智浩・春日太一の日本映画講義

戦争・パニック映画編

町山智浩
春日太一

日本の映画語りを牽引する二人による邦画入門、第二弾。「日本のいちばん長い日」「日本沈没」「新幹線大爆破」などを収録。

011

河出新書

**ミャンマー金融道**
ゼロから「信用」をつくった日本人銀行員の3105日
泉賢一
47歳でミャンマーに赴任した日本人銀行員が、金融制度のない現地で、たった一人で自ら動いて法整備を進め、現地銀行のCOOになるまで。
044

**鎌倉殿と13人の合議制**
本郷和人
源頼朝亡き後、頼家の代に導入された「13人の合議制」とは何だったのか。鎌倉幕府の本質と北条時代への移行期の真相に迫る。
045

**読書とは何か**
知を捕らえる15の技術
三中信宏
読書とはつねに部分から全体への推論だ——巷の「読書効率主義」に反旗を翻し、博覧強記の進化生物学者が授ける前代未聞の読書術！
046

**人間らしさとは何か**
生きる意味をさぐる人類学講義
海部陽介
人間とは何か？ 注目の人類進化学者が最新の知見をもとに、ホモ・サピエンスの誕生史を辿り、人類の多様さとその特性の意味を探っていく。
047

**こころの違和感 診察室**
しっくりこない自分と折り合いをつける方法
春日武彦
ままならない自分と折り合いをつけるには？ 精神科医による丁寧な考察とアドバイス。こんなはずじゃない！ と思ったときに効く33章。
048

河出新書